ZHONGLIUBING
YINSHI
TIAOYANG
YIBENTONG

肿瘤病
饮食调养一本通

辛 宝

主编

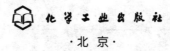

化学工业出版社

·北京·

本书详细介绍了肿瘤病的基本知识、膳食要点、食物搭配等营养原则和运动、中药、食疗等中医调养方法，将现代营养学知识和传统中医调养理论结合在一起。

本书内容丰富实用，文字通俗易懂，方法简便可行，是肿瘤病患者的必备用书，也可供基层医务工作者和营养师阅读参考。

图书在版编目（CIP）数据

肿瘤病饮食调养一本通/辛宝主编. —北京：化学工业出版社，2017.10（2024.11重印）

ISBN 978-7-122-30531-2

Ⅰ. ①肿… Ⅱ. ①辛… Ⅲ. ①肿瘤-食物疗法 Ⅳ. ①R247.1

中国版本图书馆 CIP 数据核字（2017）第 211798 号

责任编辑：李少华　　　　　　　装帧设计：史利平
责任校对：宋　夏

出版发行：化学工业出版社（北京市东城区青年湖南街13号　邮政编码100011）
印　　装：北京天宇星印刷厂
710mm×1000mm　1/16　印张14¼　字数224千字　2024年11月北京第1版第9次印刷

购书咨询：010-64518888　　　　　　售后服务：010-64518899
网　　址：http://www.cip.com.cn
凡购买本书，如有缺损质量问题，本社销售中心负责调换。

定　价：39.80元

编写人员名单

主　　编　辛　宝
副 主 编　钱文文　任　革　张　妮
编　　委　（按姓名笔画排序）
　　　　　王　玺　郭花斌　张　祺　田亚涛
　　　　　滕春风　韩　琳

前言
PREFACE

肿瘤疾病，病因复杂，严重危害人类健康，尤以胃、肝、肺、食管、结肠、乳腺、宫颈等恶性肿瘤多见，且有逐年上升趋势。

目前对恶性肿瘤倡导预防为主和综合治疗，这一理念已被越来越多的临床医师和肿瘤患者接受。综合治疗除外科手术、放化疗治疗以外，中药、营养与食疗、运动等辅助综合疗法越来越受到重视。

鉴于此，我们组织了在肿瘤中西医临床及养生保健方面学有专长、经验丰富的专业人士编写了本书。本书内容涉及肿瘤的基本知识、肿瘤的用药常识，并重点介绍了肿瘤患者的饮食与配餐指南及中医调养方法，力求将现代营养学知识与传统中医食疗调养结合在一起。

本书的编写，力求内容丰富实用，文字通俗易懂，努力成为肿瘤患者或预防肿瘤的必备用书，对基层医务工作者和营养师也有重要参考价值。虽然我们勤勤勉勉，不敢有丝毫的懈怠，但因学识所限，管窥之见，难识全貌，疏漏之处，肯定有之，恳请读者、专家批评指正，以便今后修改完善。

编者

2017.08

目 录

第一部分 肿瘤基本知识   1

什么是肿瘤？ /2

  1. 良性肿瘤 /2　　　　　　　2. 恶性肿瘤 /2

肿瘤是如何发生的？ /3

致癌因素有哪些？ /4

怎样及早发现肿瘤？ /5

  1. 肿瘤普查 /6　　　　　　　4. PET-CT检查 /7

  2. 查肿瘤标志物 /7　　　　　5. 自我检查 /8

  3. 定期体检 /7

得了肿瘤怎么办？ /9

肿瘤可以预防吗？ /11

行为生活方式对肿瘤有什么影响？ /12

如何进行肿瘤的健康教育与社区预防？ /14

第二部分 饮食与配餐指南   17

何种饮食会促进肿瘤的发生？ /18

  1. 高脂饮食 /18　　　　　　　2. 亚硝基化合物 /18

3. 食物高温分解物 /19　　　　4. 黄曲霉毒素 /19

肿瘤患者如何选择合理膳食? /19

肿瘤患者的营养问题有哪些? /21

1. 体重下降和营养不良的
   危险性 /21

2. 改善癌症患者营养
   状况的计划 /22

肿瘤患者的营养误区有哪些? /23

误区一：认为增加营养会
　　　　加速肿瘤生长 /23

误区四：患者喝汤最
　　　　营养 /25

误区二：过分强调忌口和
　　　　发物 /23

误区五：水果的营养比
　　　　蔬菜好 /25

误区三：一味乱补 /24

肿瘤患者的膳食种类有哪些? /25

1. 普通膳食 /25

4. 流食 /27

2. 软膳食 /26

5. 膳食的特殊途径 /27

3. 半流食 /26

肿瘤患者的膳食如何进行合理烹调? /28

肿瘤患者如何进行合理配餐? /28

如何配餐减轻肿瘤放化疗的不良反应? /29

抗肿瘤食物搭配的宜忌有哪些? /30

抗肿瘤食物推荐 /31

1. 粮谷类食物 /32

　青菜 /37

　大豆 /32

　包心菜 /38

　玉米 /33

　芹菜 /38

　米糠 /34

　萝卜 /39

　小麦 /34

　花椰菜 /40

　红薯 /35

　魔芋 /41

2. 蔬菜类食物 /36

　百合 /42

　油菜 /36

　洋葱 /43

　白菜 /37

　刀豆 /43

扁豆　/44

南瓜　/45

黄瓜　/45

苦瓜　/46

葱　/47

辣椒　/48

紫菜　/49

莼菜　/50

鱼腥草　/51

荠菜　/52

韭菜　/52

胡萝卜　/53

大蒜　/55

芦笋　/56

莴笋　/57

茄子　/58

3. 水果类食物　/59

芒果　/59

香蕉　/59

木瓜　/61

猕猴桃　/61

刺梨　/63

沙棘　/63

苹果　/64

柑橘　/65

杏子　/67

草莓　/67

山楂　/69

4. 干果类食物　/70

无花果　/70

莲子　/71

核桃仁　/72

5. 蕈菌类食物　/72

香菇　/72

猴头菇　/74

黑木耳　/75

银耳　/76

草菇　/77

平菇　/78

金针菇　/78

6. 水产类食物　/79

沙丁鱼　/79

牡蛎　/80

文蛤　/80

干贝　/81

鲍鱼　/82

对虾　/83

海参　/84

海带　/85

带鱼　/85

甲鱼　/86

龟　/87

常见致癌食物黑名单　/88

中医对肿瘤的认识 /92

肿瘤的中医食疗原则 /92

1. 平衡膳食营养，注重
   扶正补虚 /92

2. 熟谙食物性味，注重

　　辨证施食 /93

3. 选择抗癌食品，力求
   有针对性 /93

常见肿瘤的饮食宜忌与药膳 /94

（一）鼻咽癌 /94

鸡蛋壁虎 /94

乳香血竭散 /95

丹田蛋 /95

甲鱼枸杞汤 /95

青梅八宝饭 /95

无花果炖肉 /96

山药莲薏汤 /96

养津饮 /96

金银花露 /96

花粉川贝炖瘦肉 /97

猪鼻寄生汤 /97

芦笋茶 /97

（二）肺癌 /98

萝卜粥 /99

杏仁半夏米仁粥 /99

胡杏银耳汤 /99

冬瓜皮蚕豆汤 /99

无花果粥 /99

枇杷叶粥 /100

鱼腥草赤豆米仁粥 /100

杏仁白皮粥 /100

黄芪百合米仁粥 /100

阿胶地黄粥 /101

甲鱼川贝汤 /101

甘草雪梨煲猪肺 /101

（三）乳腺癌 /101

天冬红糖水 /103

乳汁草豆腐汤 /103

鲜橙汁冲米酒 /103

芍归炖穿山甲肉 /103

黄花菜肉饼 /104

玉米橘核羹 /104

鸡蛋全蝎 /104

土茯苓炖甲鱼 /104

双菇芥菜丝 /105

陈南瓜蒂散 /105

留行黑豆汁 /105

（四）食管癌 /105

芦根洋参柿霜粥 /106

陈夏苡仁粥　/107

淮杞炖鳖　/107

砂仁鱼鳔猪肉羹　/107

冬虫夏草炖鸭肉　/108

人参黄芪炖生鱼　/108

薏苡仁淮山龟肉汤　/108

三七桃仁猪瘦肉汤　/109

（五）胃癌　/109

参归汤　/110

香菇猪血汤　/110

蔗姜饮　/111

红糖煲豆腐　/111

陈皮大枣饮　/111

莱菔粥　/111

陈皮瘦肉粥　/111

莴苣大枣饼　/112

芡实六珍糕　/112

龙眼花生汤　/112

乌梅粥　/112

健胃防癌茶　/113

（六）肝癌　/113

鹅血蘑菇　/114

枸杞甲鱼　/114

茯苓清蒸鳜鱼　/114

翠衣番茄豆腐汤　/115

荠菜鲫鱼汤　/115

芡实炖肉　/115

薄荷红糖饮　/115

青果烧鸡蛋　/115

猕猴桃根炖肉　/116

马齿苋卤鸡蛋　/116

藕汁炖鸡蛋　/116

山药扁豆粥　/116

（七）大肠癌　/116

马齿苋粥　/117

绿豆糯米酿猪肠　/117

太子参无花果炖兔肉　/118

黄花菜木耳鸡肉汤　/118

木耳海参猪肠汤　/118

黄芪参刺粥　/118

银花白龙粥　/119

（八）宫颈癌　/119

黄芪车前墨鱼汤　/120

苋肉黄精鳖甲汤　/120

黄芪虫草炖乌鸡　/121

当归羊肉　/121

乳香蛋丁　/121

菱粉粥　/121

肉片炒蒜苗　/122

桃仁煲墨鱼　/122

贝母炖兔肉　/122

陈香牛肉　/122

（九）恶性淋巴瘤　/122

海带紫菜汤　/123

枸杞松子肉糜　/123

山药枸杞三七汤　/124

豆芽凉面　/124

素炒丝瓜　/124

莲英双仁粥 /125　　　　　　紫草鹌鹑蛋 /126

鲜牡蛎面 /125　　　　　　参芪健脾汤 /127

羊骨粥 /125　　　　　　商陆粳米大枣粥 /127

（十）卵巢恶性肿瘤 /125　　桑寄生鸡蛋 /127

乌贼白果汤 /126　　　　　排骨扁豆苡仁汤 /127

益母草煮鸡蛋 /126　　　　陈香牛肉 /128

肿瘤放、化疗毒副作用的食疗方 /128

（一）化疗期间恶心呕吐的　　猪肝绿豆粥 /132

　　食疗方 /128　　　　　（四）化疗期间肾功能异常的

鲜芦根汤 /128　　　　　　　　食疗方 /132

鲜藕姜汁粥 /129　　　　　鲤鱼炖冬瓜 /133

胡萝卜粥 /129　　　　　　猪腰粥 /133

萝卜酸梅汤 /129　　　　　鸭肉粥 /133

佛手粥 /129　　　　　　　茅根赤小豆粥 /133

姜汁橘皮饮 /130　　　　（五）化疗期间腹泻的食疗方 /133

（二）化疗期间血象下降的　　白术猪肚粥 /134

　　食疗方 /130　　　　　莲子粥 /134

枣米粥 /130　　　　　　　酥香鹌鹑 /134

补髓汤 /131　　　　　　　栗子烧白菜 /134

龟肉猪肚汤 /131　　　　（六）化疗期间脱发食疗方 /135

牛肉鹌鹑汤 /131　　　　　首乌鸡蛋汤 /135

大枣枸杞炖猪心 /131　　　芝麻红糖粥 /135

黄芪乌鸡汤 /131　　　　　核桃芝麻粥 /135

五红汤 /131　　　　　　　首乌山药羊肉汤 /136

（三）化疗期间肝功能异常的　（七）化疗期间口腔溃疡

　　食疗方 /132　　　　　　　食疗方 /136

肝枣粥 /132　　　　　　　蜜汁含漱法 /136

泥鳅粥 /132　　　　　　　生萝卜鲜藕汁含漱法 /136

绿豆薏米粥 /132　　　　　木耳饮疗法 /137

白菜根疗法　/137　　　　　　　苹果疗法　/137

如何选择防癌抗癌的茶疗饮品　/137

（一）抗癌水果茶　/137

狝猴桃蜜茶　/137

乌梅山楂茶　/138

无花果绿茶饮　/138

青果乌龙茶　/138

草莓蜜茶　/138

木瓜茶　/139

杏仁蜜奶茶　/139

（二）抗癌菜茶　/139

生姜茶　/139

芦笋茶　/140

海藻茶　/140

葵秆心绿茶饮　/140

薏苡仁菱角茶　/140

（三）抗癌药茶　/141

白花蛇舌草茶　/141

鱼腥草茶　/141

人参茶　/141

金银花茶　/142

半边莲茶　/142

半枝莲蜜饮　/142

罗汉果茶　/143

西洋参茶　/143

刺五加茶　/143

绞股蓝蜜茶　/143

如何选择有抗肿瘤作用的中药单方　/144

如何选择有抗肿瘤作用的中药复方　/145

（一）肺癌　/145

清肺抑癌汤　/145

牛黄紫草根粉　/146

软坚解毒汤　/146

肺癌方　/146

王氏肺癌良方　/146

白草抗癌方　/147

（二）胃癌　/147

复方蛇舌草汤　/147

二焦汤　/147

蛇舌草汤　/148

银花解毒煎　/148

密根莲枣汤　/148

藤虎汤　/148

（三）肝癌　/149

健脾软坚汤　/149

行气汤　/149

全虫散　/149

加味犀黄丸　/150

八月札汤　/150

尾连黄花汤　/150

（四）食管癌　/150

加味五汁饮　/150

加味二陈汤　/151

开关散　/151

开郁散　/151

（五）宫颈癌　/152

桂桃苓丹方　/152

蜀红汤　/152

抗宫颈癌Ⅰ号（宫颈癌

早期）　/152

抗宫颈癌Ⅱ号（宫颈癌

中期）　/152

抗宫颈癌Ⅲ号（宫颈癌

晚期）　/153

（六）恶性淋巴瘤　/153

加味解毒散结汤　/153

二花二蓟散　/153

两根莲花汤　/153

南星象贝汤　/154

八月红花汤　/154

（七）乳腺癌　/154

慈菇金盘汤　/154

解毒散结汤　/155

王猫软化方　/155

二丹汤　/155

慈菇蟹丸　/155

（八）鼻咽癌　/156

河柳抗癌方　/156

散结消癌汤　/156

蛇草抗癌方　/156

二虫抗癌方　/156

蜈蚣地龙散　/157

（九）卵巢肿瘤　/157

活血止痛汤　/157

麝香血竭方　/157

蛇莲地鳖汤　/157

三白汤　/158

大黄黄柏膏　/158

如何选择有扶正作用的补益中药　/158

如何选择中医运动疗法　/160

（一）运动疗法防癌康复的

特点　/160

（二）运动疗法防癌康复意义　/160

（三）防癌康复运动疗法的

注意事项　/162

（四）各种运动疗法介绍　/163

1. 太极拳　/163

2. 八段锦　/163

3. 五禽戏　/163

4. 易筋操　/164

如何选择精神疗法　/164

（一）精神疗法抗癌介绍　/164

（二）各种精神疗法介绍　/165

1. 信心疗法　/165

2. 生活意义疗法　/166

3. 谈话疗法 /167　　　　　　　4. 自我暗示疗法 /168

如何选择娱乐疗法? /170

（一）娱乐疗法抗肿瘤介绍 /170　　2. 快乐疗法 /172

（二）各种娱乐疗法介绍 /170　　　3. 音乐疗法 /173

　　1. 松弛疗法 /170　　　　　　4. 琴棋书画疗法 /175

第四部分　肿瘤的用药常识　　177

肿瘤患者用药必须听从专科医生指导 /178

如何制订合理的用药方案? /179

　　1. 明确诊断 /180　　　　　　5. 了解肿瘤的分期 /181

　　2. 充分了解患者的一般　　　　6. 考虑患者主要脏器

　　　状况 /180　　　　　　　　　功能 /181

　　3. 了解患者的既往治疗　　　　7. 注意化疗的敏感性 /181

　　　情况 /180　　　　　　　　8. 注意患者的个体

　　4. 确定治疗目标 /181　　　　　差异性 /181

化疗药物是如何杀死肿瘤细胞的? /182

　　1. 影响细胞增殖 /182　　　　2. 影响生物大分子 /183

如何选择针对性强的抗肿瘤药? /184

　　1. 根据肿瘤的细胞类型　　　　2. 尽量使用联合化疗 /184

　　　选择药物 /184

常见的抗肿瘤药物有哪些? /185

　　1. 氮芥 /187　　　　　　　　6. 阿霉素 /191

　　2. 环磷酰胺 /188　　　　　　7. 丝裂霉素 /191

　　3. 氟尿嘧啶 /189　　　　　　8. 长春新碱 /192

　　4. 甲氨蝶呤 /190　　　　　　9. 喜树碱 /192

　　5. 阿糖胞苷 /190　　　　　　10. 己烯雌酚 /193

11. 甲羟孕酮 /193　　　　　12. 顺铂 /194

需要了解的抗肿瘤新药、进口药 /195

1. 洛铂 /195　　　　　　　　液）/197

2. 速莱（依西美坦）/196　　5. 注射用培美曲塞二钠

3. 孚贝（卡莫氟片）/196　　　（卡帕邦）/197

4. 方克（替加氟注射　　　　6. 多西他赛 /197

肿瘤用药过程中常见并发症有哪些？/200

1. 感染 /201　　　　　　　　4. 癌性疼痛 /202

2. 出血 /201　　　　　　　　5. 梗阻 /202

3. 肿瘤溶解综合征 /202

怎样计算化疗的周期及疗程？/202

哪些情况下需暂停化疗？/204

1. 骨髓抑制 /204　　　　　　4. 重要脏器的毒性

2. 严重的消化道反应 /204　　　反应 /205

3. 发热 /204　　　　　　　　5. 消化道出血、穿孔 /205

止痛药物的使用原则及种类 /205

1. 非麻醉止痛药 /206　　　　3. 其他类药物 /207

2. 麻醉止痛药 /206

如何判定抗肿瘤药的治疗效果？/209

1. 有效抗肿瘤药的　　　　　2. 评定化疗效果 /210

　标准 /209

如何减轻抗肿瘤药的不良反应？/211

参考文献 /213

第一部分

肿瘤基本知识

什么是肿瘤?

肿瘤是身体在各种致瘤因素的刺激下，局部组织细胞在基因水平上失去对其生长的正常调控，导致异常增生而形成的新生物，常表现为局部肿块。

根据肿瘤的生物学特性及其对机体危害性的不同，一般分为良性肿瘤和恶性肿瘤两大类。恶性程度介于两者之间的称为"交界瘤"。所以肿瘤不等于癌症，而癌症则是恶性肿瘤中的一类。这种分类对于肿瘤的诊断、治疗和判断预后具有重要的意义。

1. 良性肿瘤

良性肿瘤通常生长缓慢，边界清楚，常有包膜；肿瘤分化好，色泽及质地接近正常相应组织；一般不复发或仅少数复发，不转移，通常预后良好，例如：乳腺纤维瘤、子宫肌瘤等。

2. 恶性肿瘤

恶性肿瘤通常生长迅速，呈浸润性生长，可破坏周围组织，无包膜或者仅有假包膜；肿瘤分化差；肿瘤内多出现继发性改变，如出血、坏死、囊性变、感染等。肿瘤浸润广泛，经常复发，容易转移，常危及生命。

良性肿瘤一般称为"瘤"，除非生长在颅内等特殊部位，一般不会直接导致患者死亡；恶性肿瘤如任其发展常导致患者死亡。

恶性肿瘤共有1000多种，命名原则是根据发生部位和组织来源，在其名称后面加上"癌"字或"肉瘤"等字样。恶性肿瘤来自上皮组织者称为"癌"，来自上皮组织以外者称为"肉瘤"。某些恶性肿瘤也可称"瘤"或"病"，如恶性淋巴瘤、精原细胞瘤、白血病、霍奇金病等。习惯上称所有恶性肿瘤为癌症或癌肿。

（1）癌 医学上把来源于上皮组织的恶性肿瘤称为癌。癌症是机体正常细胞在多原因、多阶段与多次突变所引起的一大类疾病。癌症的一个定义特征是快速产生异常细胞，这些细胞超越其通常边界生长并可侵袭身体的毗邻部位和扩散到其他器官。癌细胞的特点是：无限制、无止境地增生，使患者体内的营养物质被大量消耗；癌细胞释放出多种毒素，使人体产生一系列症状；癌症是一组以细胞异常增殖及转移为特点的疾病，其特征为异常细胞的失控生长，并由原发部位向其他部位播散，这种播散如无法控制，将侵犯重要器官并导致其衰竭，最后机体死亡。

（2）肉瘤　上皮细胞以外的细胞发生的恶性肿瘤。如构成胃肠道的肌肉细胞，构成骨、结缔组织、脉管、神经的纤维细胞发生的恶性肿瘤。血液系统肿瘤中的白血病等也是肉瘤的一种，因此称为血液的恶性肿瘤；纤维肉瘤生长异常迅速；骨肉瘤以青年人最为多见；常见的还有平滑肌瘤、淋巴肉瘤、血管肉瘤、滑膜肉瘤等。肉瘤早期即可发生血行转移。

癌与肉瘤的区分在临床上有很大的意义。癌多见于40岁以上的中老年人，淋巴系统转移常见；而肉瘤则多发于年轻人，多见血行转移。

肿瘤是如何发生的？

人体在各种有害因素的综合作用下，某一或某些部位的细胞过度生长增殖，形成正常人体不应有的组织，并且常以肿块的形式表现出来，我们就称这一肿块为"肿瘤"。一个突变的细胞的后代，表现为与机体不协调、相对自主性地生长，并形成肿块。

肿瘤细胞代谢旺盛，与机体的正常组织争夺营养成分。肿瘤细胞具有异常的形态、代谢和功能，它生长迅速，常呈持续性生长，并具有相对的自主性，即使致瘤因素已不存在，仍能继续生长，并形成肿块，这说明肿瘤细胞的遗传异常可以传给子代细胞。肿瘤性增生不仅与机体不协调，关键这种生长是有害的。

肿瘤细胞是由正常的细胞转变而来的，从一个正常细胞转变为肿瘤细胞是一个复杂的、多阶段的过程，通常从癌前病变逐渐发展为恶性肿瘤。有些肿瘤仅获得一次恶性突变就可发生，但绝大多数恶性肿瘤需要多次突变才能形成，如良性肿瘤的恶性转变。而且有些肿瘤可含多种异质成分。良性肿瘤恶变肯定是突变积累所造成的结果，起始的突变导致了良性肿瘤的形成，然后经过漫长的多阶段演进过程，克隆中的某个细胞在增殖中再次获得一次突变，此细胞克隆可相对无限制地生长，从而获得浸润和转移能力，形成恶性肿瘤。

致癌因素有哪些?

在人类生存的环境中存在着一些与肿瘤发生相关的物质,它们中有些能诱导正常细胞癌变,常见的有以下因素。

(1)化学致癌因素 机体与一定量的某些化学物质长期或反复接触后,可引起肿瘤,这些化学物质被称为致癌因素,常见的有煤焦油、粗石蜡油、芳香族胺类、亚硝胺类及偶氮染料等。

(2)物理致癌因素 包括热辐射、长期慢性机械刺激、慢性炎症刺激、创伤及异物长期刺激等因素,如多次烫伤及创伤(宫颈创伤等)引起的组织增生有时可形成癌,受放射线损伤后,晚期发生白血病者比未受放射线损伤者明显增多。食用过烫和过于粗糙的食物可能是食管癌的高危因素。离子辐射可引起各种癌症。长期的热辐射也有一定的致癌作用,金属元素镍、铬、镉、铍等对人类也有致癌的作用。

(3)生物学致癌因素

① 霉菌:某些肿瘤的发生与食物中的霉菌毒素有关,如黄曲霉毒素可致癌。

② 病毒:作为导致人体肿瘤的因素,近年来的研究也取得了重要成就,已发现有150种以上的病毒可以引起近30余种的动物肿瘤。如EB病毒与鼻咽癌有关,人类乳头状瘤16型与宫颈癌密切相关,乙型肝炎病毒与肝癌发生相关。

③ 寄生虫:原发性肝癌、大肠癌与血吸虫病有关;原发性肝癌与肝吸虫病有关;膀胱癌与埃及血吸虫病有关。

④ 细菌:一般认为细菌本身并不是致癌因素,但某些细菌可以还原硝酸盐而生成亚硝酸盐,亚硝酸盐可能转变为亚硝酸胺,而亚硝胺类是一类致癌性较强、能引起多种癌症的化学致癌物质。此物质在变质的蔬菜及食品中含量较高,能引起消化系统、肾脏等多种器官的肿瘤。

(4)机体对肿瘤的影响 肿瘤的发生除了外界致癌因素作用以外,某些动物实验材料及人体、临床、病理资料表明,机体的内在因素如神经、内分泌系统状态及机体对肿瘤的免疫反应等因素对肿瘤的发生也有重要影响。

① 免疫功能:简单来说,就是人体抵抗疾病的能力,在抗肿瘤的发生机制中最有力的证据是,在免疫缺陷病患者和接受免疫抑制治疗的患者中,恶性

肿瘤的发病率明显增加；每个人每时每刻都或多或少地与致癌物质接触，也就可能发生细胞癌变，而有先天性免疫缺陷的人比正常人更容易患肿瘤。

② 社会心理因素：包括个体的经济状况、环境条件、教育程度以及个性特征、生活事件和应付能力等，压抑、不和谐、被动的个性及众多生活事件的频繁出现使人感到焦虑和失望，自身心理承受能力差等是致癌的主要社会心理危险因素。美国抗癌协会指出：精神因素对于患者赖以抵抗癌症侵袭的免疫力是有重要影响的。中医学认为：乳腺癌与"忧思郁结"有关，食管癌是"累忧之病"。

（5）癌前期病变　某些病变本身虽不是癌，但却有转变为癌的倾向，可成为癌的发生基础，这些状况称为"癌前期病变"。常见的癌前期病变有乳腺囊性小叶增生、黏膜白斑病、慢性溃疡、大肠多发性息肉病、肝硬化等。

此外，临床上有一些肿瘤还与创伤有关，如骨肉瘤、睾丸肉瘤、脑瘤患者常有外伤史，伤后的病理状态，可能成为肿瘤发生的诱因。

怎样及早发现肿瘤？

恶性肿瘤生长较快、发展迅速，造成组织器官的严重破坏，且有转移的特征，给人体带来极大的危害，是目前危害人们生命安全的常见疾病，做到"早期发现、早期诊断、早期治疗"对保障机体健康有着极其重要的意义。

早期是指肿瘤尚在初始的生长过程中，病变组织局限于正常组织的一小部分，浸润也仅限于黏膜或黏膜下层，没有所属区域淋巴结的转移及远处转移，患者无明显症状或仅有轻微症状。在肿瘤发生的开始阶段，肿瘤细胞局限于始发部位，尚未穿透基底膜，这在医学上称为"原位癌"。随着肿瘤细胞的不断增殖，一部分肿瘤细胞穿透基底膜向深层浸润发展，这在医学上称为"浸润癌"。从原位癌发展到浸润癌，一般要经过数年甚至十余年，若能在这一阶段得以发现并做出正确诊断，给予科学的治疗，约有50%以上的肿瘤可以治愈，5年生存率也能提高至80% ~ 90%。例如，乳腺癌若能早期发现并及时手术治疗，则5年生存率可高达85%以上，而晚期发现只能达到50%；子宫颈癌在早期治疗后，5年生存率可达90%以上，而晚期生存率仅有45%；其他多种肿瘤，如胃癌、直肠癌、鼻咽癌、肝癌、肺癌等，也是越早发现、越早治疗，效果越好。及早发现肿瘤一般有以下途径和方法。

1. 肿瘤普查

肿瘤普查是指在无症状的自然人群或有选择的人群中针对某一种肿瘤所做的特殊检查。普查通常不能确诊肿瘤，检查结果通过进一步检查和实验进行判断。

最广泛用于妇女的两种普查是检查子宫颈癌的巴氏阴道细胞学检查（Pap检查）和检查乳腺癌的乳房X线摄影，这两种筛查在减少宫颈癌和乳腺癌的发病率和死亡率方面是有重要意义的。

普查是早期诊断肿瘤最好的方法，但是普查耗费人力、物力，不可能大规模进行。最可行的方法是检查有肿瘤背景和肿瘤发生基础的"高危人群"。这种高危人群包括以下四类。

第一类，有肿瘤家庭史者。大多数肿瘤不会遗传，但由于肿瘤患者的家庭往往有共同的或相似的发生肿瘤的环境和生活习惯，或者由于具有肿瘤家族史的人对环境中致癌因素的敏感性增加，因此有肿瘤家庭史者发生肿瘤的机会往往明显增加。

第二类，暴露在一定致癌物质现场的人群。如长期大量吸烟，有职业接触、暴露史等。

第三类，存在某些癌前期病变者。癌前期病变虽不一定转化为癌症，但发展成为癌症的机会比正常人多数倍乃至数十倍、数百倍。例如胃上皮肠型化生、"不典型增生"是胃癌前期病变；食管上皮腺样化生（称为巴特食管）是食管腺癌的前期病变；肝炎病毒感染者，尤其是已发展为肝硬化者，发生肝癌的机会显著增加。

第四类，有肿瘤信号者。肿瘤早期可无症状，或有症状但不是肿瘤特有的症状。有时肿瘤的早期或晚期不一定与症状相一致。肿瘤有十大报警信号：肿块、出血、上腹不适（隐痛、饱胀）、发热、贫血和消瘦、吞咽不畅、无痛性黄疸（眼睛发黄）、声音嘶哑、大便的习惯和性状改变、小腿慢性溃疡（"老烂脚"）和黑痣长大（尤其渗水出血），出现这些信号，不一定都是肿瘤，但要高度警惕，认真检查，以防漏诊。

对这些"高危人群"，应进行定期随访检查。不一定依赖高级仪器设备，简单的检查，包括体格检查有时可起很大作用。例如大肠癌中，直肠癌占大部分，早期症状是大便带血，只要做个肛门指检便可诊断。

2．查肿瘤标志物

正常细胞转化成癌细胞的过程中，癌细胞的相关基因会高度表达，产生一些特殊物质，存在于肿瘤细胞和组织中，也可进入血液和体液，当肿瘤发生、发展时，这些物质明显异常，被称为肿瘤标志。肿瘤标志物是指特征性存在于恶性肿瘤细胞或由恶性肿瘤细胞异常产生的物质或是宿主对肿瘤反应而产生的物质，通过检查相关的肿瘤标志物早诊断、早治疗，能够有效地控制肿瘤。需特别注意的是，肿瘤标志物虽然对诊断肿瘤有重大意义，但查看化验单，绝对不能机械对照，应密切结合临床。检测这些特殊物质，可反过来证明体内有无肿瘤或有哪种肿瘤存在。常见的肿瘤标志物有以下几种。

PSA：异常增高常见于前列腺癌。

β-HCG：异常增高见于滋养体瘤和绒毛膜上皮细胞癌，中度增高见于精原细胞睾丸癌。

AFP：异常增高主要见于原发性肝癌。

CEA：约70%直肠癌、55%胰腺癌、50%胃癌、45%肺癌、40%乳腺癌、49%尿道癌、25%卵巢癌患者CEA升高。

CA125：增高主要见于卵巢癌、子宫内膜癌、乳腺癌等。

CA153：异常增高见于乳腺癌、卵巢癌等。

CA199：升高见于胰腺癌、结肠癌、直肠癌等。

3．定期体检

早发现、早治疗是任何一种疾病的治疗原则，癌症早期一般都没有症状，所以体检显得特别重要。体检有成年人（男和女）的基本项目：血常规、尿常规、粪常规、肝功能、肾功能、胸透（胸片）、腹部B超、心电图。40岁以上要查肿瘤标志物。以前没检查过乙肝五项的应检查。女性另有妇科B超、乳腺检查、妇科检查。

4．PET-CT检查

PET-CT代表着当今医学影像诊断的最高水平，是目前最先进的影像诊断器材。PET-CT采用CT提供病灶的精确解剖定位，PET提供病灶详尽的功能与代谢等分子信息，一次显像可获得全身各方位的断层图像，能对肿瘤进行早期诊断和鉴别诊断，鉴别肿瘤有无复发，对肿瘤进行分期和再分期，寻找肿瘤原发灶和转移灶，指导和确定肿瘤的治疗方案、评价疗效。近年来，PET-CT在诊断和指导治疗肿瘤方面均已显示出独特的优越性。但PET-CT价格昂贵，不能进一步明确病理性质，而且对人体也有一定的辐射伤害，不建议常规采用。

5. 自我检查

对于可触及、可观察的体表部位，可定期进行自检。例如妇女的乳腺自查。要做到早期发现与早期诊断肿瘤，除依靠临床医师和防癌普查以外，人们应该自己在日常生活中掌握各种肿瘤的报警信号，并经常进行自我检查。下面介绍几点简便的自查方法。

（1）最少每月一次自行触摸颈部、腋窝、腹股沟（大腿窝）等处，检查是否有肿大的淋巴结（一般认为，小于花生米大小的淋巴结属于正常），肿大的淋巴结质地如何，是否固定，有无压痛。

（2）长期咳嗽时，注意咳嗽的时间，胸痛的部位，咳出的痰中有无掺杂血丝，血量的多少，血丝的颜色等。

（3）食欲不振并出现消瘦、上腹痛时，若伴有恶心呕吐，要注意观察呕吐物中是否带有黑褐色内容物，注意观察大便是否呈柏油状或带血，大便的形状是否有改变。

（4）女性月经过后1周时，对照镜子观察自己乳房的外形有无改变，乳头是否凹陷；将对侧手指并拢，触摸乳房是否有肿块，肿块的硬度、活动度如何，是否与皮肤粘连；乳房表面皮肤是否有"橘皮样"改变；有肿块的乳房同侧腋窝是否有肿大的淋巴结。

（5）女性每天或每周观察白带中是否混有血性分泌物，白带是否带有腥臭味。

（6）每天大小便的习惯有无改变，特别注意大便时有无疼痛感、下坠感及粪便的外形有无改变。小便时观察射程是否缩短，有无白色分泌物排出，有无血尿，会阴部是否有不适感等。

（7）长期声音嘶哑时，应对照镜子，张大口深呼吸，观察咽喉部扁桃体是否肿大及有无其他肿物。

（8）长期原因不明发热时，应注意测量体温，每日4次，早、中、晚、夜间各一次，连测3天，并做记录。必要时查血常规、血沉等。

（9）男性应注意阴茎包皮是否过长，尿道口是否有溃疡结节，阴茎冠状沟是否有易出血的菜花样肿物。

（10）剧烈活动后出现四肢疼痛且活动受限时，应注意四肢关节有无肿物，皮下是否可触摸到肿物。若长骨部位出现无痛性肿块，应及时去医院骨科就诊。

（11）随时留意身体表面各部位的黑痣变化，注意在短时间内是否生长迅速，有无破溃。注意身体表面有无经久不愈的慢性溃疡。

对于自检异常的情况，可能是一些常见疾病所引起的，也可能是某些恶性肿瘤的早期表现，但不管怎样，都应提高警惕，一旦发现，应及时去医院做进一步检查，以便鉴别是否有肿瘤发生，便于早期治疗。

得了肿瘤怎么办？

得了肿瘤，特别是得了恶性肿瘤之后怎么办？面对它，这是唯一的出路。那么该如何正确面对呢？

第一，思想上必须镇定。患者及家属应沉着应对，不要惊慌失措，认识到肿瘤不等于死亡，许多患者通过合理的治疗可以治愈或者长期带瘤生存，在思想上树立战胜病魔的信心，同时要有一种科学的态度，不要轻信各种广告，摒弃迷信思想，认识到早期诊断、早期治疗、规范治疗的重要性。

第二，必须抓紧时间，到正规医院去诊治。一定要抓紧时间，治疗上切忌有病乱投医，携带以前诊治的资料，到正规的、技术较好的医院去进一步明确诊断，进行全面的检查，系统评估，制定规范完善的综合治疗计划，配合医生，积极地接受治疗。得了肿瘤后的第一次治疗是最重要的，最影响治疗的效果。现在各省市差不多都成立了防治肿瘤的医院和研究中心，已在全国形成庞大的肿瘤防治网络。这些医院或癌症研究中心，设备齐全，诊断与治疗的手段齐备，最重要的是这些肿瘤中心的医生对肿瘤有全面的认识，掌握着国内外最先进的治疗方案，很多已达到国际水平。采用这些先进的治疗方案、较好的医疗设备，可获得较好的治疗效果。

第三，注重患者的生活调理。要了解防癌抗癌的知识，注意营养的合理搭配；在肿瘤得到控制，身体条件允许的情况下，参加力所能及的工作；要尽量做到生活自理，不给家人增添额外的负担。切忌怨天尤人，心灰意冷，自暴自弃，要用自己的新生，证明人生的价值。

第四，保持情绪稳定，增强自信心，学会抗癌养生的各种有效方法，要有战胜癌症的信心和乐观的稳定的情绪。患者的情绪很重要，情绪饱满能调动人体本身的免疫力抵抗疾病，有助于治疗疾病。一个健康人患病后必然会产生相应的心理变化，而肿瘤患者的心理变化则更为明显，紧张、焦虑、不安、孤独、恐惧、怨恨、悲伤、抑郁等心理失衡现象会不同程度地出现。肿瘤患者要及早将自己的悲观情绪和一切困惑向亲人朋友倾诉，也可以到心理医生处将心中的郁闷和不满诉说出来；建立丰富多彩的生活，使人心情舒畅、精神愉快，解除对疾病的紧张与烦恼，有利于病情的控制；参加有益的活动，与更多的人交往，尤其与癌症病患者的交往，可以相互探讨控制病情的经验、体会，相互鼓励，相互帮助。尽可能多地与已经康复的肿瘤患者进行交流，了解他们是怎样战胜不良情绪的，他们身上有哪些经验值得借鉴。

第五，增强与肿瘤作长期斗争的决心。肿瘤治疗是一个长期的过程，2006年，世界卫生组织提出：肿瘤其实是一种可以调控的慢性疾病。很多慢性病虽然未能根治，患者却能长期正常工作，保持良好的生活状态。以此为鉴，肿瘤患者最大限度地提高自身抗病能力，尽可能控制和减少肿瘤对机体的危害，带瘤生存，可使患者长期拥有良好的生活质量。

第六，定期复查与随访。定期复诊，接受医生指导和疾病监护，是减少复发、早期发现复发和继发疾病、提高治愈、延长生存的最好方式，也是临床治疗的延续。肿瘤是一类特殊的疾病，即使有些肿瘤近期治愈，但随着时间的推移可能有少数患者出现复发或转移，而且这种早期复发或转移的小病灶并不引起患者任何不适与症状，通过复查能及时发现问题，及时再治疗，也可收到良好的疗效；有不少肿瘤患者初期治疗不够彻底，需要周期性维持巩固治疗；肿瘤患者治疗后可能会出现一些并发症、后遗症和毒副作用，患者由于缺乏这方面的知识，忧虑重重，通过复查随访咨询医生，可以解除患者的忧虑与症状。

患者也可咨询专业营养师和心理治疗师给予相关指导和帮助。目前肿瘤治疗的缺失是没有营养师和心理医师的参与，治疗肿瘤很少会有人去找这两个专业的人员，但这两个专业的人员在肿瘤的治疗中所起的作用不应该被忽略，特别是心理医师，如果能给肿瘤患者以心理指导，让肿瘤患者有一个健康的心理面对肿瘤，无论生存的质量或是治愈的可能都是其他药物不能代替的。

肿瘤可以预防吗？

国内外医学界已经证实，人类80% ~ 90%以上的肿瘤与外部环境因素相关，即人类生活环境中的物理、化学和生物因素与肿瘤的发生密切相关。环境的不良侵害会受到人体防护系统的缓冲或抵抗，其作用能被消除或减弱。当致癌因素过强或累积效应过大，而人体存在免疫功能不足或机体修复功能有欠缺的情况下，就有可能发生肿瘤。当前环境污染日趋加剧，人类的生活环境不断恶化，与致癌因素的接触越来越多。人体细胞的稳定性只能是相对的，人体细胞基因的改变是必然的和难以避免的，但这并不意味着肿瘤无法克服和人们对肿瘤无能为力。随着医学的进步与发展，以及对肿瘤研究的深入，人们对肿瘤的病因已有空前的了解，职业性肿瘤已经基本能够预防，某些普通人群的肿瘤也已能预防。多年的研究和临床实践证明，许多肿瘤是可以预防的。现在已经找出许多因素与肿瘤的发生有直接关系，如果能避免与这些因素的接触则可以防止一部分肿瘤的发生。另外，肿瘤发生以前往往都有一个癌前病变的阶段，这一阶段持续的时间较长，通常可达数年以上。若能在癌前病变阶段给予治疗则可避免肿瘤的发生。许多肿瘤在早期往往没有明显的症状，也有些肿瘤迄今尚未找到病因，因此要做到早期发现也很困难，随着医学的发展，肿瘤病因必将得到越来越准确的阐明，而肿瘤的预防也必将越来越有效，肿瘤的预防问题终会得到解决。

目前对肿瘤主要采取三级预防措施：一级预防为病因预防，即对一些病因比较明确的肿瘤通过卫生宣教方式来改变某些人的生活方式，或用一些干预性药物来对抗癌的发生，以及采取加强环境保护等措施来防止癌的发生。如通过禁烟来预防肺癌，通过乙肝疫苗接种来预防肝癌等。二级预防为肿瘤的早期发现、早期诊断和早期治疗。有些肿瘤（如宫颈癌、乳腺癌、肝癌等）可通过普查和定期随访而被早期发现，予以及时治疗常可取得较好的效果。三级预防是指对中晚期恶性肿瘤患者采用现代治疗手段以减少患者的痛苦、最大程度地提高患者的生活质量及延长其生存期，具体可通过加强护理及应用有效的止痛措施等。

通过实施三级预防措施可使1/3的肿瘤得到预防，1/3的肿瘤被早期发现并得到治愈，1/3肿瘤患者的生活质量得到改善，生存期得以延长。

三级预防措施是三道防线：第一道防线是人人所期望的，减少患癌机会，提高自我保健能力；第二道防线是已经患癌者，使他们早一点发现并及时得到诊治，越早治疗，治愈的机会越大；第三道防线是挽救劳动力、提高生存率和生存质量。三道防线相互联系，构成预防肿瘤的整体。

从长远讲，控制及消除危险因素是肿瘤预防与控制最根本的措施；肿瘤遗传以外的主要危险因素是吸烟、不健康饮食和缺乏体力活动及由两者引起的超重和肥胖、过量饮酒、感染、职业有害因素、城市空气污染和家庭使用固体燃料产生的室内烟雾。通过禁烟、健康饮食、增加体力活动和控制体重，针对人乳头瘤病毒（HPV）和乙型肝炎病毒（HBV）感染接种疫苗，采取职业防护和环境保护都是避免肿瘤发生的重要措施。只要我们把肿瘤预防与控制纳入到人们日常生活及工作中，就能真正起到肿瘤预防作用。

行为生活方式对肿瘤有什么影响？

流行病学及相关资料表明，引起恶性肿瘤的致癌物大量存在于人们的生活环境之中，他们侵入人体与人们的不良生活方式有关。肿瘤的发生，与环境和人们的生活方式包括个人行为、卫生习惯、饮食习惯以及所从事的职业等有关。

（1）长期摄入腌制食品，而又缺少蛋白质与新鲜蔬菜者，易患食管癌与胃癌。

（2）过多的脂肪饮食，缺少纤维素类食品可使大肠癌发病率增加。胰腺癌与乳腺癌亦可能与之有关。

（3）盐摄入过多增加胃癌发病的机会。

（4）一些化学添加剂可能是膀胱癌的病因。

（5）吸烟者与不吸烟者相比，肺癌的相对危险度提高8～12倍，喉癌提高8倍，食管癌提高6倍，膀胱癌提高4倍。

（6）乙型肝炎病毒的慢性感染者，长年饮酒，将使原发性肝癌发病率明显增高。

（7）嗜好嚼槟榔者易患口腔癌。

（8）早婚、多产、不良性行为使宫颈癌的发病率增高；不良性行为可使阴茎癌增多。

（9）雌激素的滥用可能使卵巢癌的发病率增多。

一些肿瘤流行病学专家认为，肿瘤的发病80%以上与不良生活行为有关，他们把这些与生活行为有关的肿瘤称为"生活方式癌"。因此减少这些致癌因素的侵入，纠正不良的生活行为，培养健康的生活方式就成为肿瘤防治工作的重点。为了帮助人们有效地预防生活方式癌，日本国立癌症研究所拟出以下12条忠告。

① 饮食应注意口味和营养兼顾。

② 克服挑食、偏食，不长期服用同一药物。

③ 美味佳肴不过量，做到饮食适度。

④ 不饮用烈性的酒，同时也要避免过量饮酒。

⑤ 不吸烟，吸烟者应戒烟。

⑥ 适量摄入维生素A、维生素C、维生素E和食物纤维。

⑦ 注意少吃过咸或过热的食品。

⑧ 不吃烧焦的食物，尤其是烧焦的鱼、肉。

⑨ 不吃霉坏的食物。

⑩ 避免过度暴晒。

⑪ 节制性生活，避免劳累过度。

⑫ 保持居室空气流通，注意身体清洁。

从生活方式方面预防癌，我们还应采取以下措施。

① 提倡母乳喂养。母乳喂养有利于母亲与婴儿免受肿瘤的侵袭，完全的母乳喂养应至少维持6个月，并应在继续母乳喂养的同时添加辅助食品。

② 积极治疗癌前疾病，注意日常保健，并定期进行体检。

③ 保持良好愉快的情绪，性格开朗，心态平和，在生活中会自寻乐趣；减少压力，有良好的心态应对压力，劳逸结合，不要过度疲劳。

④ 加强体育锻炼，增强体质，提高机体抵抗力。

健康的生活方式是预防恶性肿瘤发生的关键，选择平衡的膳食、戒烟限酒、增加体力活动、并保持乐观的心态可以使癌症减少30%～40%。在日常生活中，只要我们注意正确认识和对待，避免一些肿瘤易患因素，养成良好的生活习惯，恶性肿瘤就会大大减少。

如何进行肿瘤的健康教育与社区预防？

肿瘤对患者行为生活方式的影响很大，患者往往在知道自己患病后才努力去改变不良的行为生活方式，这表明人们对肿瘤防治知识知之较少，对不良行为生活方式的危害认识不足。健康教育被认为是回报率最高的健康投资，因此广泛开展肿瘤的健康教育，尽早、尽快改变人们不良的行为生活方式，对于降低恶性肿瘤的发病率、死亡率有着重要意义。

肿瘤健康教育是指充分利用各种教育手段，普及肿瘤防治知识，提高人们对肿瘤的正确认识，使人们自觉改善环境和不良行为生活方式，建立有益的健康生活方式，将肿瘤预防与控制纳入到人们的日常生活，降低恶性肿瘤的发病率、死亡率。肿瘤的健康教育可通过媒体宣传、肿瘤专家义务咨询、发放相关通俗读物等使人们更深入地了解肿瘤、认识肿瘤，增强人们肿瘤预防的意识。

社区肿瘤健康教育内容主要有介绍肿瘤的常识，如发生发展规律、病因、预防、诊断和治疗，宣传"三早（早发现、早诊断、早治疗）"的重要性，使人们能自觉采取预防措施，包括戒烟、限制饮酒、改变不良饮食习惯、加强体育锻炼、加强职业防护、注意环境保护、重视癌前病变和自我检查等。社区肿瘤健康教育应充分利用各种传播的教育手段，综合地、全方位地渗入社区，开展丰富、多彩、老百姓喜闻乐见的社区活动，吸引社区居民自觉自愿投入进来，达到百姓和社区健康教育者双向互动，从而改变与影响肿瘤发生的危险行为或相关行为。

社区肿瘤健康教育可提高居民对肿瘤防治的知、信、行，降低与肿瘤发生的相关危险行为，使社区居民自觉地树立肿瘤可防可治的信念和正确态度，着重宣传肿瘤"三早"的必要性，是肿瘤预防的重要一步。社区进行肿瘤的健康教育，建立肿瘤登记报告制度、加强肿瘤"高危人群"监测的同时，更应利用以社区为基础的肿瘤健康教育中家庭和社区人群相互影响的优势，对该类人群进行肿瘤防治的健康教育，消除家族不良生活行为，重建健康行为和信念。

许多恶性肿瘤的发生与生活行为有关，那么减少致癌因素的侵入，纠正人群不良生活行为，培养健康的生活方式就成为肿瘤社区预防的关键。肿瘤社区预防的主要实施者是社区医护人员，他们立足于社区，与居民有着密切的接触，最有可能帮助个人与家庭、乃至社区改变不良的生活行为，建立健康的生活方式。社区医护人员有必要对服务的小区、服务的家庭及人群进行全面的调查，了解他们的生活习惯、个人嗜好。发现不利于健康的问题，如不良的饮食习惯、吸烟、酗酒等，及时地提出改进建议，这些建议可以在门诊治疗时提出，也可以在家庭访视时提出。对于社区普遍存在的问题，要借助当地政府和团体组织的力量，通过广泛开展健康教育的方式设法改进、纠正。

社区医护人员更应重视健康教育，告诉群众肿瘤预防的知识，提醒群众肿瘤的信号，使群众建立防癌的意识。社区医护人员要建立肿瘤登记报告制度，将社区内的高危对象登记在册，定期给予检查或督促其到有关专科医院检查。当某人患了恶性肿瘤之后，社区医护人员可积极发挥好协调者的作用，及时将患者转往相应的专科医院诊治。

第二部分

饮食与配餐指南

何种饮食会促进肿瘤的发生？

1. 高脂饮食

若食用高脂食物时间过长，会导致许多种癌症的发生。脂肪的消费量高低与乳腺癌、直肠癌、回肠癌、前列腺癌、卵巢癌、肺癌、胰腺癌的死亡率成正比。流行病学调查表明，妇女肺癌发病率与摄入的饱和脂肪成正相关，摄入高脂膳食的妇女患肺癌率为摄入低脂膳食妇女的4倍。其危害不低于吸烟的危害。过量摄入高脂食物对乳腺癌有促发作用。妇女每天平均摄入10克饱和脂肪，则发生卵巢癌的危险性上升20%；若每日摄取100毫克胆固醇，发生卵巢癌的危险性上升42%。现代研究认为，高脂饮食，尤其是动物脂肪，在代谢氧化过程中，可产生大量有毒的自由基。由于在摄入高脂肪的同时，也就少食蔬菜、水果，摄入的抗氧化剂如维生素C、维生素E、纤维素、胡萝卜素也就不足，未能抑制和清除体内的自由基，任其在体内蓄积过多而损害组织器官，甚至致基因突变引发癌症。此外，油腻煎炸食物过程中产生的化学物质也能诱发癌症。还有人认为：动物脂肪酸可引发与致癌有关的胆汁酸分泌过多，这与结肠癌的发病有很大的关系。

2. 亚硝基化合物

在变质的蔬菜及腌制的肉食品中亚硝基化合物含量高，人类主要通过饮食等途径吸收进入体内，可引起食管癌、肝癌等，尤其是胃癌，这在动物实验中得到了广泛的验证，因此人类胃癌是否与此相关成了流行病学关注的焦点。亚硝基化合物成为化学致癌物中最引人注目的化合物，它分为 N-亚硝胺、N-亚硝酰胺与亚硝脒，这些化合物是工业的危害物，近年来，更多的资料证明亚硝基化合物不但和工人健康有关，而且和广大人群的健康有关，这些化合物很容易由广泛存在于环境中的前体物形成。实验证明，亚硝胺化合物可以引起40多种动物的肿瘤，它可以作为化学致癌作用研究的有用工具。研究发现肿瘤高发区的玉米面、小米、馒头、酸菜等食品中含有二甲基亚硝胺，许多蔬菜、饮水中也含有很高的硝酸盐。亚硝胺可由胺类（二级胺、三级胺、四级胺）与亚硝酸盐在体内、体外合适的条件下合成，二级胺是植物和动物蛋白质的中间代谢产物，在自然界广泛存在，谷类、鱼类、肉类、茶、烟中均有一定量的二级胺，在食物加工过程中，由于蛋白质分解，也可能产生二级胺。

3. 食物高温分解物

食物高温分解物的总称为氨基咪唑并氮杂芳烃（AIA）。1977年日本学者T.Sugimura提出了一个人类食品中可疑致癌物污染的新问题。他证实了煎烤或煎制的牛肉、鱼表面的结痂物质在污染物致突变性试验中有极强的致突变活性。它的致突变强度远远高于黄曲霉毒素B_1及多坏芳香烃类化合物。最初检出的是色氨酸产物Try-P-1和Trp-P-2及谷氨酸产物Glu-P-1和Glu-P-2，以后又相继分离出数十种具有强致突变作用的食品热解产物。AIA类化合物在污染物致突变性试验中需要S-9代谢活化，它对移码突变型的TA98菌株具有很强的诱导回复突变作用。AIA类化合物可诱发多脏器多部位肿瘤，其中有小鼠的肝、胃、肺、乳腺、耳道等部位肿瘤。

4. 黄曲霉毒素

黄曲霉毒素是一种双呋喃环氧杂萘邻酮衍生物，毒性很强，小剂量即有致癌作用。根据荧光分析有20多种化合物，分为B族和G族两大类。其中B_1是目前所知致癌物中毒性作用最强烈的一种，G_1次之，B_2和G_2较弱。大量研究表明黄曲霉毒素与DNA和RNA的结合能力很强，从而抑制细胞DNA与RNA的结合，而成为致突变和致癌的原因。此外，它对蛋白质形成和酶蛋白的诱导等均有不同程度的破坏作用。我国食管癌高发区林州市的粮食中分离出的多种霉菌，如杂色曲霉、黄曲霉，广泛存在于霉变的花生、小麦、玉米、大米、豆类食品中，这些霉菌毒素可诱发肝癌、胃癌、食管癌、肾癌及肺癌等。

肿瘤患者如何选择合理膳食？

癌症患者康复的物质基础是食物，重视癌症患者的饮食，提供合理充足的营养，就能增强机体的抵抗力。提高患者对治疗的耐受力，保证治疗计划顺利完成，促进康复。

（1）以植物性食物为主的多样化膳食　选择各种蔬菜、水果和豆类等植物性食物，但绝不是吃素，应该使植物性食物占每日食物总量的2/3。

（2）保证足够的蛋白质摄入　癌症是一类消耗性疾病，特别是蛋白质的消耗很多，经常吃些猪瘦肉、牛奶、鸡蛋、家禽等优质蛋白质类食物。如果患者厌油腻荤腥，可换些蛋白质含量丰富的非肉类食物，如豆类食品等。

（3）多进食富含维生素的新鲜蔬菜和水果　如油菜、菠菜、小白菜、番茄、山楂、鲜枣、猕猴桃等。维生素C可以保护细胞间质结构完整，还可以阻断亚硝胺和亚硝酰胺的产生，从而起到防癌作用；维生素A的主要功能是维持上皮细胞的正常结构，刺激机体免疫系统，调动机体抗癌的积极性。

（4）选用富含淀粉和蛋白质的植物性主食　精制糖提供的总能量应限制在10%以内，应尽量食用粗加工的食物。

（5）要避免吃不易消化的食物　应多吃煮、炖、蒸等易消化的食物，少吃油煎食物。

（6）不吃酸渍（不包括糖醋味）、盐腌、霉变、烧烤、烟熏食品以及色素、香料、烈性酒等。

（7）多吃有利毒物排泄及解毒的食物　如绿豆、赤小豆、冬瓜、西瓜、白菜、菜花、甘蓝等，可以促使毒物排泄，或破坏致癌物质的活力。

（8）要经常食用含纤维素丰富的食物　如芹菜、韭菜等，因为纤维素能加快粪便的形成和排出，改变肠内菌群结构，减少大便中致癌物质的产生和贮留。

（9）适当运用中医饮食疗法

① 最适宜的食物

- 动物性食品：瘦猪肉、牛肉、羊肉、鸡、鸭、鸽肉等，以及黄鱼、甲鱼、蛋类。

- 海产品类：海蜇、海带、紫菜、海参、海藻。

- 豆类：各类大豆制品，如豆浆、豆腐、豆皮、素鸡等。

- 蔬菜类食品：新鲜深绿色和黄色、橙色及紫色蔬菜。

- 水果：新鲜水果、坚果类，如大枣、龙眼、核桃等。

- 粮食：各种粮食及其制品。

② 尽量少吃的食物

- 动物性食品：肥畜肉和肥禽肉，盐腌肉、鱼，烟熏制品、香肠、红肠。

- 豆类：干豆类。

- 蔬菜类食品：腌制咸菜、不新鲜蔬菜。
- 水果：水果罐头及果味饮料。

肿瘤患者的营养问题有哪些？

常见肿瘤治疗对身体的影响，着重在食欲、营养摄入、消化和吸收等方面。如头、颈部肿瘤采用放射线治疗时，唾液腺被破坏会造成口干，口腔卫生变差，牙齿松动，咀嚼困难，味蕾细胞被破坏造成味觉改变，口腔黏膜发炎、溃疡引起进食疼痛；采用手术治疗时，可以造成咀嚼功能受阻、吞咽困难。

胃肠道系统肿瘤采用手术治疗时会因切除部分胃肠道而造成饭量减少、食物不易消化、反酸、烧心、腹泻、营养吸收减少等；采用放射线治疗时，会造成食管发炎、烧心、胸部疼痛、食欲不振、恶心、呕吐、肠炎、腹泻、胃痉挛、胀气等。

化学治疗也是目前常用的一种治疗手段。在化疗时，患者常常会出现恶心、呕吐、疲倦、食欲不振；味蕾细胞如果被破坏会造成味觉改变；口腔黏膜受到损伤可以造成炎症而导致进食疼痛；当胃及肠道黏膜受损时则造成胃炎或腹泻等。

大部分癌症患者，因为疾病及治疗所造成的副作用，均使患者无法摄取足够的食物，以致于无法维持良好的营养状况。食欲不振、吸收不良、疼痛及吞咽困难、嗅觉和味觉改变、易饱感等是癌症患者常见的营养问题之一。癌症患者的营养问题，都会造成癌症患者营养不良，几乎成为一种饥饿特质。

1. 体重下降和营养不良的危险性

在我国，胃癌、肠癌和胰腺癌中，营养不良的发生率可高达70% ~ 80%。约有22%的患者直接死于营养不良。营养不良对癌症患者具有全身性影响，不仅会使身体变得更加虚弱、免疫能力下降、易于感染，也可加速肿瘤的生长，并可导致一系列并发症。如对手术的耐受力下降，甚至丧失手术机会；术后则易发生感染、吻合口瘘、切口愈合不良等并发症。有相当部分患者由于营养不良而无法接受或坚持放疗、化疗。营养不良的患者生存率和生存质量显著低于营养状况良好的患者。

营养不良也常引起吸收不良的问题，而导致患者出现腹部绞痛、腹胀和腹泻现象。最坏的影响是体重极度下降，这种现象在癌症患者身上最常见，主要是因患者食欲变差，体重持续下降且易感到疲倦和沮丧，进而造成患者活动量减少及免疫力下降。肿瘤患者在接受手术、化疗或放疗等治疗时，自身营养和身体状况是能否治疗或影响治疗效果的一道坎。所以癌症患者常因营养状况不佳，而造成疾病无法医治。由此可知营养状况对癌症患者的重要性。

2．改善癌症患者营养状况的计划

首先必须竭尽所能来预防营养不良的发生，因一旦体重开始下降就很难再恢复。所以开始计划维持适当营养状况之最佳时机，是在于疾病被诊断且着手进行治疗时，而不是体重开始下降时才开始。如果体重下降超过一般正常体重的5%以上，就必须视为有意义。当体重下降超过10%，可当作一种危险讯号。如体重下降15%，可进一步导致食欲降低、沮丧、疲劳和逐渐虚弱而限制复原的机会。克服体重下降的原则如下。

① 少量多餐以及正餐间补充流质以取代食物摄取来解决易饱之问题。

② 多摄取高蛋白质、高热量的点心如奶昔、布丁。

③ 增加额外热量的摄取。如在烹调食物时添加奶油或肉汤于食物中。

④ 增加额外蛋白质的摄取如强化牛奶、花生酱等。

⑤ 当味觉丧失时必须尽可能加强食物的香味质地以及外观来促进食欲。

⑥ 用餐前1小时做半小时轻度运动来刺激食欲。

⑦ 用餐时尽可能保持心情愉快。

⑧ 事前安排每日菜单，准备多种食物以作选择。

对于已有营养不良表现的患者，应给予辅助性营养治疗。对营养不良状况较严重的患者，应重视营养支持治疗，除增加膳食营养外还应给予适量的胃肠外营养治疗。对于完全不能正常摄食的肿瘤患者，应给予依赖性营养治疗，即该营养治疗占整个治疗方案中绝大部分比例，此时以肠外高营养——静脉高营养治疗为主。此时期的肿瘤患者对营养的需求除基本营养需要维持正常生命活动外，尚需增加因肿瘤生长引起的贫血、感染和抗肿瘤治疗所需增加的营养需要，对营养需求质量高、数量大，而且成分齐全。

然而癌病患者，从诊断确定、接受治疗至痊愈或死亡的漫长过程中，有时住院，有时居家疗养。在癌病死亡率仍居高不下的今日，治疗虽然是专家之事，但包括进食在内的基本卫生照顾，则是每位医护人员及患者家属的责任。同时维持良好的营养状况是需要靠团队合作才能完成，而不是单靠营养师或患者及家属就可完成。

肿瘤患者的营养误区有哪些？

误区一：认为增加营养会加速肿瘤生长

有些人认为"肿瘤患者增加营养会使肿瘤细胞生长加快，甚至增加复发、转移的机会"，甚至有些人认为要饿死肿瘤细胞。这种说法是不正确的，也是没有任何科学依据的。因为这些治疗手段在杀死肿瘤细胞的同时，也会损伤机体的正常细胞，导致正气亏损，甚至造成营养不足，无法进行正常的治疗，丧失了治疗机会。对肿瘤患者的营养支持是疾病治疗和康复的需要，是实施各种治疗措施的保证。同正常人一样，肿瘤患者每天也需要消耗一定的营养，再加上肿瘤生长的消耗与手术、放疗、化疗等治疗措施造成的大量消耗，所以，肿瘤患者需要补给营养，而且需要的营养较正常人多得多。对肿瘤患者如果不重视营养支持和补充，必然会导致营养不良，体质下降，对手术不能承受或造成术后并发症增加，使患者不能完成对肿瘤进行的治疗，而影响治疗效果，使临床治愈率下降，死亡率增加。相反，若注意对肿瘤患者的营养支持和补充，则可在改善患者机体营养状况的同时，不仅不会促进肿瘤组织的生长，反而可以抑制恶性肿瘤，增强机体的免疫功能，并可以有效配合和承受各种治疗措施，保证治疗效果，提高肿瘤患者的生活质量并延长生存期。目前，国际上恶性肿瘤的治疗中，营养支持已成为手术、化疗、放疗的重要辅助治疗手段，所以，患者不必有太多的顾虑。

误区二：过分强调忌口和发物

忌口是疾病期间对某些食物的禁忌，对疾病的治疗和康复有一定的意义。但是临床患者忌口往往存在误区：有人认为"要严格忌口，鸡鸭鱼等所有肉类都不能吃，只能吃素，饿死肿瘤细胞"。结果忌口后患者日渐消瘦，体质一日不如一日，也无法进行任何针对肿瘤的治疗。有人则认为不用忌口，什么都可以多吃，以增强体质和免疫力来对抗肿瘤。结果吃了很多肉类食物，引起消化不良，加重肝、肾负担，甚至加速肿瘤的复发等。

对于民间所说的发物，是否能引起肿瘤，目前尚无确切的科学根据。在一些癌症患者中有一种说法，癌症患者不能吃鸡！甚至鸡蛋也不能吃！他们认为老母鸡之类富有营养的食品是所谓"发物"，患者吃了会使肿瘤发展，或促使肿瘤复发。我们的回答：这是没有科学根据的，是误说误传。癌症，至今尚未发现与"发物"有必然的联系。鸡蛋蛋白质的各种营养比例很适合人体生理需要，易为人体吸收，利用率高达98%以上。其所含的蛋白质质量优良。现在医学常用的营养型复方氨基酸输注液，其中有一种是由14种氨基酸所组成，就是按鸡蛋中氨基酸的组分结构比例配制而成。这种复方氨基酸称为全蛋模式，广泛用于胃肠道疾病、消化道吸收障碍的患者；对于改善营养不良状态以及各种原因引起的低蛋白血症患者，为机体合成蛋白质提供原材料，可见鸡蛋对患者来说具有很高的营养价值。同样任何动物类高蛋白食物，都是经过胃肠道消化、分解成氨基酸、脂肪、碳水化合物而被吸收，不难理解吃鸡后，不是"鸡的成分"被吸收，所以肿瘤患者无须忌鸡。

但中医所说的大发之物——公鸡、鲤鱼，我们不吃也罢。还有无鳞鱼、猪头肉、动物内脏、虾蟹等是民间所说的"发物"，多易引起过敏，肿瘤患者不宜长期大量食用。其他动物性食物是蛋白质的主要来源，应适量食用。一般每天饮奶半斤到1斤、吃肉鱼蛋3～5两，加适量的豆类及制品即能达到高蛋白的要求。有人认为，蘑菇、豆制品、馒头、面包是要经过发酵的，也是发物；有人认为牛羊肉性热，应忌食，都是没科学依据的。蔬菜、水果等植物性食物，只要是新鲜卫生的都有防癌抗癌作用。我们认为，除吃中药应遵医嘱忌口外，一般不宜过度忌口，以免影响营养的摄入。

误区三：一味乱补

得病的人特别是肿瘤患者，亲朋好友会送一些补品，患者自己也认为要好好补一补，然而大多数补品都含有中药成分或药食同源的成分。一般来说，保健品的有效含量较低，只起辅助作用，10元钱的保健品只相当于1元钱的治疗药，不能用补养药代替治疗药，以免贻误治疗。中医认为，补品有四气五味，均有针对性，在食用时应根据病情和体质，遵循一定的食疗原则选用，随便乱用，非但治不了病，且有害无益。更不能轻信广告的宣传，一味迷信滋补品的作用，而应请教正规医院的相关专家，有针对性地选择服用，以免盲目跟从。至于放疗、化疗期间吃补品或营养高的食物会不会"补了癌细胞"，有专家解释说，癌细胞是寄生在正常细胞之上的，治疗癌症的过程是漫长的，癌细胞会消耗大量人体营养物质，致体质极为虚弱、消瘦，可以说体重是战胜癌症的重要实力。现在还没有证据证明营养物会只补癌细胞而不使身体受益。

误区四：患者喝汤最营养

在临床工作中，常常看到患者喝汤，陪人吃渣的"动人"情景，上前一问，都说营养在汤里，要给患者吃，陪人当然吃"没有营养的渣儿"。事实上，据科学测试，汤的营养只有原料的5% ~ 10%，主要是一些维生素、无机盐，大部分营养（特别是蛋白质）都留在渣里了。因此，我们建议，能吃渣的尽量汤和渣一起吃，而消化能力差，没法吃渣时只好喝汤。

误区五：水果的营养比蔬菜好

过去，经济不发达时，人们只有在生病的时候才吃水果，探望患者时，也是送水果，因此，人们习惯认为：水果比蔬菜有营养。可是事实并非如此。如就维生素C而言，我们通过查阅食物成分表后发现100克苹果的维生素C含量为4毫克，而100克小白菜的维生素C含量是28毫克。古代养生理论提出的是"五菜为充，五果为助"，蔬菜中尤以颜色深的绿色、橙色菜营养丰富，每天最好选用五种以上的蔬菜，总量6两 ~ 1斤。

肿瘤患者的膳食种类有哪些？

1. 普通膳食

对于没有消化系统功能障碍的癌症患者可以采用普通膳食。癌症患者的普通膳食应该是营养丰富、清香可口、易于消化的食物，其中含有较多的动物性蛋白和维生素，而且不甚油腻，较少油炸食品。

普通膳食适用于：①术后恢复期的癌症患者；②化疗、放疗前后的患者；

③非消化道肿瘤或无消化系统功能障碍的各种癌症患者；④不伴有发热、出血等临床急性期症状的患者。

普通膳食是多数早、中期癌症患者的常用膳食，要注意食品的烹调方式和合理搭配，使食物花样多，营养丰富，易于消化，并要注意患者的口味及反应。对于接受临床治疗前、后的患者，良好的普通膳食是改善患者机体营养状况、提高治疗效果、促进康复的重要措施之一。

膳食举例：除油炸和不易消化食品外，普通膳食与健康人的膳食相似。大多数临床恢复期的癌症患者需要补充蛋白质、热量和多种维生素，应在饮食基础上增加动物性蛋白丰富的食品，如多食牛肉、鸡肉、鱼、鸡蛋清、牛奶等。可以在三餐之间增加2～3次点心，如加食蛋糕、饼干、牛奶、豆浆等，睡前可以食一些面包、饼干、藕粉、芝麻酱等食物。患者宜多食新鲜的水果、蔬菜，在不妨碍食欲的原则下可以多吃甜食。

2. 软膳食

软膳食介于普通膳食和半流食之间，其含食物残渣较少，便于咀嚼，易于消化，但不能用油炸和油煎等烹调方式。

软膳食适用于：①放疗、化疗后消化功能较弱的癌症患者；②胃肠道肿瘤术后痊愈的患者；③口腔疾患患者。

软膳主食应以馒头、面包、包子、饺子等面食为主，选用鸡胸脯、里脊等较嫩的肉做菜，鱼肉、虾肉、肝泥等都可食用，可以用肉末做成松软的丸子或肉饼。蛋类除油炸以外的各种烹调方法均可。蔬菜应切碎煮烂，不应食用拌菜或粗纤维较多的蔬菜，如芹菜、豆芽、韭菜，不食辣椒、芥末等强刺激调味品。食用水果应去皮，香蕉、橘子、苹果、梨等均可食用。不食花生、杏仁、核桃等坚果类，但可以食花生酱、芝麻酱、杏仁酪等食品。

3. 半流食

一般以液体食物为主，含食物残渣极少，比软食更易于消化。由于半流食含水较多，摄入食物较少，营养素供给较低，为了满足肿瘤患者的营养素和热能需要，大多采用少食多餐方式进食（每隔2～3小时进食一次，每天6～8次）。

半流食适用于：①许多肿瘤术后恢复期的患者；②有较严重消化功能障碍

的患者；③口腔、咽喉肿瘤造成吞咽困难的患者；④伴有高热的患者。

膳食举例：可以食用米粥、面条、面片、馄饨、藕粉等。只能使用少量瘦、嫩筋少的猪肉、牛肉或羊肉，并且一定要剁碎煮烂，或先炖烂再切碎，与肝泥、菜泥等拌在上述主食中喂食。可以食用蛋羹和各种乳制品、豆浆、豆腐脑等。

4.流食

食品多成液体状，没有食物残渣，极易消化。流食要每天少食多餐，但仍不能满足每天营养素和热量的需要，故只宜短期使用。

流食适用于：①中、晚期食管已发生梗阻的食管癌患者；②有吞咽困难的口腔、咽喉肿瘤患者；③各种胸腹部肿瘤术后患者；④体质极度衰竭的晚期癌症患者。

膳食举例：牛奶、米汤、豆浆等加糖喂饮，鸡蛋汤或蛋羹等，新鲜的水果汁、菜汁加糖等，但水果汁、菜汁要注意去渣（注意：胸、腹腔肿瘤术后患者为避免胀气，不要食用牛奶或过甜的流食）。

5.膳食的特殊途径

（1）鼻饲混合流食　如果癌症患者胃肠道功能正常，只是经口进食困难，例如不能咀嚼、吞咽或意识丧失者可以采用鼻管喂饲。但舌癌、喉癌、颌骨肿瘤患者术后，暂时不能选用此法。鼻饲食品以低脂无纤维的乳类最为理想，可加入多糖、蛋白质、无机盐和维生素。鼻饲饮食通常由医院制作，一般要求制作精细，温度适宜，无渣，营养相对齐全、比例合适。每天鼻饲摄入的总热量应该是基础代谢的1.2 ~ 1.5倍。

（2）要素膳食　一种营养齐全，由无渣的小分子物质组成的液体营养物。其主要成分为氨基酸（或短肽）、单糖、脂肪酸、多种维生素（水溶性维生素和脂溶性维生素）、矿物质及微量元素等。要素膳食的绝大部分物质均呈消化状态，吸收率可达99.1%。可以通过硅胶管经鼻、胃直接放置空肠。由于营养液为半消化状态，所以人体只需有65 ~ 100厘米小肠即可吸收利用，是一种安全、经济的营养支持疗法。

（3）胃肠营养支持法　本法以静脉输液的方式输入癌症患者所需的全部营养素和热量，包括人体每日所需的全部必需氨基酸和非必需氨基酸、必需脂肪酸、维生素、电解质和微量元素。目前临床采用的中心静脉输液能连续均匀地输入机体所需的全部营养物质，并不受患者食欲和消化功能的影响，使患者在不进食的条件下维持体内的新陈代谢，保护重要生命器官，减少分解代谢，进而延长患者的生命。本法过去仅用于晚期危重癌症患者的抢救过程，近年来，一些体弱的癌症患者在接受放疗、化疗过程中产生严重的胃肠道营养障碍，采用此法支持使患者的营养不良状况有明显好转，从而能够耐受放疗、化疗和大手术的治疗。目前本法是临床改善患者重度营养不良的手段之一。

肿瘤患者的膳食如何进行合理烹调？

合理烹调对肿瘤患者的调养至关重要，总的原则是减少食物中的致癌物和致癌前体物的摄入。因此在烹调方面要注意以下几点。

（1）低温烹调食物，避免煎炸、烟熏、腌制（咸肉、咸鱼、咸菜）及霉变食物（发霉的花生、玉米），不食隔夜的熟蔬菜；采用拌、蒸、煮、烩、炖、软烧等方法。

（2）多选富含维生素A、维生素C的蔬菜和水果，如胡萝卜、鲜猕猴桃等；常吃含有抑制癌细胞的食物，如卷心菜、芥菜、蘑菇等。

（3）经常更换食谱，在色、香、味上下功夫。原则是以清淡、易消化、高热量、高蛋白为主。患者每日蛋白质的需要量比正常人稍高，脂肪不宜过多，碳水化合物应是粗、细粮结合。食物种类应丰富多样，多吃新鲜蔬菜、水果。营养要均衡，要合理搭配。

肿瘤患者如何进行合理配餐？

癌症患者术前应适当增加营养，对较瘦的患者要给予高热量、高蛋白质、高维生素的膳食，使患者能在短时间内增加体重；对较肥胖的患者要给高蛋白、低热量、低脂肪膳食，以使患者储存部分蛋白质并消耗体内脂肪，因为体脂过多会影响伤口愈合。

对不同部位肿瘤的患者，也要有针对性地安排膳食，如肝、胆、胰肿瘤患者要用低脂膳食；而胃肠道肿瘤患者术前要安排少渣流食或半流食，以减少胃肠道内的残渣。

一般患者在术前12小时应禁食，术前4~6小时要禁水，以防止麻醉或手术过程中呕吐并发吸入性肺炎。胃肠道内有较多食物积存也会影响手术的顺利进行。癌症患者术后，初期一般采用特殊途径供给营养，如静脉营养。待胃肠道功能恢复后，可以先给清流食或流食，逐步过渡到半流食、软膳食或普通膳食，并可采用少食多餐的方式增加营养摄入。

由于手术创伤患者需要补充大量的蛋白质和维生素，为了促进患者的早日康复或尽快接受其他治疗，术后原则上应进食高蛋白、高热量和高维生素的营养膳食，如牛羊肉和瘦猪肉、鸡肉、鱼、虾、蛋、排骨及豆制品，可以多喝牛奶、藕粉和鲜果汁，多吃新鲜的蔬菜和水果。

如何配餐减轻肿瘤放化疗的不良反应？

（1）针对化疗导致的恶心、呕吐的配餐 因为肠道黏膜上皮增生旺盛，对化疗药物敏感，所以大多数患者在用药后3~4小时会出现消化道症状。因此要进食易消化、清淡、刺激小、维生素含量丰富的食物。饭后勿立即躺下，以免食物反流，引起恶心，少食香蕉、核桃、茄子等不易消化的食物，而豌豆、熟栗子等可适量多吃。同时忌烟酒，避免强烈气味刺激，出现恶心时可嚼些姜制品，以减轻恶心症状，症状好转即可逐渐增加补益气血、补肾的食品，如赤豆、薏苡仁、大枣等。

（2）针对化疗导致的口腔炎、口腔溃疡的配餐 头颈部接受放射线治疗或接受化学治疗时，容易有口腔溃疡、牙龈破损，甚至喉咙、食管都会有溃疡出现，让患者食不下咽，吃东西时需要忍受巨大疼痛而不想进食。

如果出现以上问题，要先请教医生，确定这些溃疡是因为接受治疗或是受到细菌感染所引起，医生会依病情给予药物控制。

① 饮食方面

● 选择水分多的水果，如西瓜。

● 选择软质的食物，如乳制品：酸牛奶、奶粉；水果类：香蕉、苹果酱等；五谷类：粥、面；蛋类：布丁、蒸蛋；蔬菜：烫软的蔬菜等。

- 烹调时要将食物煮至软、易咬。
- 将食物切成小块利于吞咽。
- 可以使用勾芡的烹调法。
- 使用较多水分烹调，也请患者注意水量的摄取，保持口腔湿润。
- 使用小汤匙吃饭。
- 吃冷的食物，因为热的食物会刺激伤口。
- 可以含着冰块。

② 应该避免吃的食物

- 橘子、葡萄柚、柠檬等水果及果汁。
- 番茄酱或番茄汁。
- 刺激性、太咸或太干燥的食物。
- 避免使用含酒精的漱口水。

（3）针对腹痛、腹泻的配餐　有些患者化疗后会有腹痛、腹泻出现，针对这些症状，患者应进食含纤维素少、清淡的食物，避免吃油腻的食物，腹泻严重者注意补充水、电解质。

抗肿瘤食物搭配的宜忌有哪些？

一些抗肿瘤食物在与其他食物搭配应用过程中，可能会降低其食疗作用或产生不良反应，故应注意搭配。现将常见抗肿瘤食物搭配的宜忌介绍如下。

萝卜：①严禁与橘子同食，同食易患甲状腺肿；②忌何首乌、地黄、人参。

红薯、白薯、山芋：①不能与柿子同食，两者同食会形成难溶性的硬块即胃柿石，引起胃胀、腹痛、呕吐，严重时可导致胃出血等，危及生命；②不宜与香蕉同食。

韭菜：①不可与菠菜同食，两者同食有滑肠作用，易引起腹泻；②不可与蜂蜜、牛肉同食。

香菜：①不可与一切补药同食；②忌白术、牡丹皮。

茄子：①忌与墨鱼、蟹同食；②老熟的茄子不宜食，易中毒。

南瓜：不可与羊肉同食，否则易发生黄疸和脚气。

银杏：①严禁多吃；②忌与鱼同食。

石榴、木瓜、葡萄：①不宜与海鲜类、鱼类同食；②服人参者忌用；③忌铁器；④忌与四环素同食。

牛肉：①不可与鱼肉同烹调；②不可与栗子、粟米、蜂蜜同食。

鸡肉：①老鸡鸡头不能吃，毒素多滞留在脑细胞内，民间有"十年鸡头胜砒霜"的说法；②忌与糯米、芥末、菊花、胡蒜、鲤鱼、狗肉、李子、鳖、鱼、虾同食；③不可与兔肉同食，同食令人泄泻。

大蒜：①一般不与补药同服；②忌蜂蜜、地黄、何首乌、牡丹皮。

蜂蜜：①忌与葱、蒜、韭菜、莴苣同食，否则易引起腹泻；②忌地黄、何首乌。

茶叶：①贫血患者服用铁剂时，忌饮茶，饮茶会降低药效，还可引起胃肠疼痛、腹泻或便秘等；②服用人参等滋补药品时忌用；③隔夜茶不宜饮用。

龟肉：忌酒、果、瓜、猪肉、苋菜。

芒果：不可与大蒜等辛辣物同食。

小白菜：忌兔肉。

花生：忌蕨菜。

抗肿瘤食物推荐

西谚有云：一日一苹果，医生远离我。适当的食物确有治病、防病之功效，例如，蛋白质、锌、维生素C和维生素E，这些营养都有助于巩固我们的免疫系统。免疫系统十分脆弱，它不像心脏和循环系统那样坚强。皮肤的免疫系统包含一系列的复杂屏障，防范病毒的侵犯。举例，皮肤、鼻孔和肺里的黏膜黏液是我们身体的第一道防线，抵抗细菌和病毒的侵袭。在精神上备受压力或营养不良时，我们的免疫系统会变弱，如维生素A不足，肺部黏膜功能减弱，让细菌和病毒肆无忌惮地进犯身体。基本上，免疫系统越强壮，抵抗传染的防护越坚强，即使生病或受伤，也会比免疫能力低的人快些复原。以下就是一些既能保证刺激你的味蕾，又能增强你健康的抗肿瘤食物。

1. 粮谷类食物

大豆

 食物简介 大豆，中国古称菽，含有丰富的蛋白质，既可供食，又可以榨油，是豆类中营养价值最高的品种，在百种天然的食品中，它名列榜首，含有大量的不饱和脂肪酸、多种微量元素、维生素及优质蛋白质。由于富含蛋白质，故被称为"豆中之王""田中之肉""绿色的牛乳"等，是营养学家最推崇的天然食物。

功效 味甘，性平。入脾、大肠经。具有健脾宽中、润燥消水、清热解毒、益气等功效，主治疳积泻痢、腹胀羸瘦、妊娠中毒、疮痈肿毒、外伤出血等病症。

大豆中的特殊成分异黄酮有抗雌激素作用，能抑制一些依赖于雌激素生长的肿瘤的繁殖；对其他肿瘤细胞合成过程中所需的酶，如酪氨酸激酶、拓扑异构酶也有明显的抑制作用；还有明显抑制肿瘤血管增生的作用，间接抑制肿瘤细胞的生长；大豆异黄酮有抗氧化作用，能减轻活性氧、自由基对细胞的损伤，防止细胞突变，导致癌症发生。对前列腺癌、皮肤癌、肠癌、食管癌等几乎所有的癌症都有抑制作用。

 食用提示 患有严重肝病、肾病、痛风、消化性溃疡、动脉硬化、低钾者不宜食用。大豆在消化吸收过程中会产生过多的气体，造成胀肚，因此消化功能不强，有慢性消化疾病的人也尽量少吃。

生大豆含有不利于健康的抗胰蛋白酶和凝血酶，所以大豆不宜生食，夹生大豆也不宜吃。食用时宜高温煮烂，不宜食用过多，以免妨碍消化而致腹胀。

大豆富含蛋白质，且所含必需氨基酸较全面，尤其富含赖氨酸，正好补充了谷类赖氨酸不足的缺陷，所以应以谷豆混食，使蛋白质互补。

玉米

食物简介 玉米亦称玉蜀黍、苞谷，原产墨西哥和秘鲁，大约在16世纪传入中国。玉米是世界上分布最广泛的粮食作物之一，是全世界总产量最高的粮食作物，种植面积仅次于小麦和水稻而居第三位。它的维生素含量非常高，是稻米、小麦的5～10倍，还含有大量的营养保健物质，尤其玉米能提供的钙几乎和乳制品中所含的钙相当。

功效 味甘，性平。入肝、肾、膀胱经。具有利尿消肿、平肝利胆、健脾渗湿、调中开胃、益肺宁心、清湿热等功效，主治脾胃不健、食欲不振、饮食减少、水湿停滞、小便不利或水肿、高血脂、冠心病等病症。

玉米中所含的谷胱甘肽是"抗癌因子"，能与致癌物结合，使之失去活性；所含的胡萝卜素，吸收后转化为维生素A，具有抗癌作用；所含丰富的纤维素，可以刺激胃肠道，使肠蠕动增强，促进排便，减少大便在肠道停留的时间，减少肠道对致癌物质的吸收，可以预防大肠癌的发生。在磨得很粗的玉米面中含有大量亮氨酸和谷胱甘肽，它们能抑制致癌物累积，并促其排出，从而遏制癌症发生，同时还能抑制抗癌药物的副作用。玉米中含的硒和镁也有防癌、抗癌作用，在人体内起到一个"清道夫"的作用，它与体内各种物理、化学致癌物质结合，通过消化道排出体外，当硒与维生素E联合作用时，能防止多种肿瘤，尤其是最常见的乳腺癌和直肠癌；镁一方面能抑制癌细胞的发展，另一方面能加强肠壁蠕动，促使体内废物排出体外，这对防癌也有重要意义。

食用提示 由于玉米缺少一些必需氨基酸，故不宜单独长期食用，可与豆类、小麦等混合食用，以提高营养价值。玉米发霉后能产生致癌物质，所以发霉的玉米绝不能食用。

稻谷是我国第一大粮食品种，米糠就是由稻谷的种皮和胚加工制成的，是稻谷加工的主要副产品，占总重的10%左右。由于加工米糠的原料和所采用的加工技术不同，米糠的组成成分并不完全一样，主要富含各种营养素和生理活性物质。但是，因为米糠中含有的游离脂肪酸被氧化后会生成醛、酮等氧化物，将其添加到食品中后就会影响风味和香味。所以，尽管米糠的营养价值很高，但一直被用作饲料或酿酒。

功效 味苦、甘，性平。入脾、胃经。具有健脾胃、消肿利尿等功效，主治脚气、水肿、泄泻等病症。

食用提示 米糠不建议单独食用，可添加在其他食品中以提高其口感。

小麦

 小麦是一种在世界各地广泛种植的禾本科植物，最早起源于中东的新月沃土地区。小麦是"五谷之首"，因品种和环境条件不同，营养成分的差别较大，但小麦胚芽是小麦子粒的生命原点，一株麦苗由此发芽，它是小麦子粒中营养价值最高的部分。被营养学家们誉为"人类天然的营养宝库"。

功效 味甘，性凉。具有益气、除热、止汗等功效，主治心神不宁、失眠、妇女脏躁、烦躁不安、精神抑郁、悲伤欲哭等病症。

小麦麸皮有独特的功能，可以抑制癌前息肉细胞生长，降低血液中的雌激素含量，有效防止乳腺癌和结肠癌的发生。小麦胚芽中的谷胱甘肽过氧化物酶，是一种效果极好的天然抗氧化剂，胚芽凝聚素具有抗微生物和抗诱变等多种生物效应。此外还含有上维生素E和锌、硒等抗氧化元素，可起到防癌、抗癌作用。

面粉与大米搭配着吃最好。存放时间适当长些的面粉比新磨面粉的品质好，民间有"麦吃陈，米吃新"的说法。

红薯

红薯，俗称山芋、番薯、地瓜，它以块根供食，还可以制糖和酿酒、制酒精。

味甘，性平。入脾、胃、大肠经。具有和血补中、宽肠通便、益气生津等功效，主治痢疾下血、肠燥便秘、血虚、月经不调、小儿疳积等病症。

红薯含有的赖氨酸，比大米、白面要高得多，还含有十分丰富的胡萝卜素，可促使上皮细胞正常成熟，抑制上皮细胞异常分化，消除有致癌作用的氧自由基，阻止致癌物与细胞核中的蛋白质结合，增强人体免疫力。红薯中的活性物质脱氢表雄酮（DHEA）具有消除活性氧的作用，能有效地抑制结肠癌和乳腺癌的发生。熟红薯的抑癌率略高于生红薯，因为红薯经过蒸煮后，部分淀粉发生变化，与生食相比可增加40%左右的食物纤维。多种不溶于水的纤维的增加，可有效刺激肠道，促进排便，起到很好的防癌作用。

红薯含糖较高，易刺激胃使胃酸大量分泌，故胃溃疡及胃酸过多者不宜食用，糖尿病患者忌食，湿阻脾胃、气滞食积者应慎食。一次不宜吃得过多，以免出现胃部不适、泛酸、腹胀等症状。平时吃红薯时最好搭配一点咸菜，可有效抑制胃酸。

平时吃肉颇多，时常大便秘结者，吃些红薯，可使大便通畅。

红薯一定要蒸熟煮透再吃，因为红薯中的淀粉颗粒不经高温破坏，难以消化。要趁热食用，冷食易致胃部不适。

秋天小儿应该多吃红薯，这样可以预防秋燥，但不要吃太多。

红薯缺少蛋白质和脂质，因此要搭配蔬菜、水果及蛋白质食物一起吃，它缺少的营养物质完全可以通过其他膳食加以补充。

红薯最好在午餐这个黄金时段吃。下午的日光照射正好可以促进红薯所含钙质在晚餐前全部被吸收，不会影响晚餐时其他食物中钙的吸收。

红薯和柿子不宜在短时间内同时食用，如果食量多的情况下，应该至少相隔5小时以上。红薯刺激产生的胃酸会和柿子中的鞣质、果胶反应发生沉淀凝聚，产生硬块，量多严重时可使肠胃出血或造成胃溃疡。

放置久的红薯比新挖出土的红薯要甜。

烂红薯（带有黑斑）和发芽的红薯可使人中毒，不宜食用。

2. 蔬菜类食物

油菜

 油菜又叫青菜、油白菜，是十字花科植物油菜的嫩茎叶。南北广为栽培，四季均有供产。所含的矿物质能够促进骨骼的发育，加速人体的新陈代谢和增强机体的造血功能，胡萝卜素、烟酸等营养成分是维持生命活动的重要物质。

功效 味甘，性凉。入肝、脾、肺经。具有活血化瘀、解毒消肿、宽肠通便、强身健体等功效。主治游风丹毒、手足疖肿、乳痈、习惯性便秘、老年人缺钙等病症。

油菜中所含的植物激素，能够增加酶的形成，还能增强肝脏的排毒机制，对进入人体的致癌物质的吸附有排斥作用，故有防癌功能。油菜中含有大量的植物纤维素，能促进肠道蠕动，增加粪便的体积，缩短粪便在肠腔停留的时间，从而治疗多种便秘，预防肠道肿瘤。

白菜

白菜原产于我国北方，俗称大白菜。引种南方，南北各地均有栽培。白菜是人们生活中不可缺少的一种重要蔬菜，味道鲜美可口，营养丰富，素有"菜中之王"的美称，为广大群众所喜爱。白菜含有多种维生素和钙、磷等矿物质以及大量粗纤维，用于炖、炒、熘、拌以及做馅、配菜都可以。

（功效）味甘，性平、微寒。入大肠、胃经。具有清热除烦、通利肠胃、消食养胃等功效。主治肺热、咳嗽、咽干、口渴、头痛、大便干结、丹毒、痔疮出血等病症。

白菜中所含的活性成分能帮助体内分解与乳腺癌发生相关的雌激素，使乳腺癌发生率减少；所含微量元素"钼"可抑制机体对亚硝胺的吸收、合成和积累，故有一定抗癌作用。

忌食隔夜的熟白菜和未腌透的大白菜。

大白菜性偏寒凉，胃寒腹痛、大便溏泻及寒痢者不可多食。

切大白菜时，宜顺丝切，这样大白菜易熟。

青菜

泛指绿色蔬菜，统称青菜。十字花科芸薹属一年生、二年生草本植物。包括结球及不结球两大类群。青菜为含维生素和矿物质最丰富的蔬菜之一，一个成年人如果每天吃500克青菜，就能满足人体所需的维生素、胡萝卜素、钙、铁等，为保证身体的生理需要提供物质条件，有助于增强机体免疫能力。

（功效）味甘，性温。入肺、胃、大肠经。具有清热除烦、行气祛瘀、消肿散结、通利胃肠等功效，主治肺热咳嗽、身热、口渴、胸闷、心烦、食少便秘、腹胀等病症。

青菜中所含的维生素C，在体内会形成一种"透明质酸抑制物"，这种物质具有抗癌作用，可使癌细胞丧失活力。含有的粗纤维可促进大肠蠕动，增加大肠内毒素的排出，达到防癌抗癌的目的。

青菜性偏寒，凡脾胃虚寒、大便溏泄者不宜多食。

不宜过多食用青菜，否则不但影响机体摄取和吸收必需脂肪酸、优质蛋白质，造成蛋白质营养不良，更阻碍了从荤食中吸收丰富的钙、铁和锌等营养物质。女性尤其要注意避免因为过度素食导致的缺铁性贫血和缺钙。

包心菜

又名甘蓝、卷心菜、洋白菜、莲花白等。起源于地中海沿岸，16世纪开始传入中国。具有耐寒、抗病、适应性强、易贮耐运、产量高、品质好等特点，在中国各地普遍栽培，是中国东北、西北、华北等地区春、夏、秋季的主要蔬菜之一。

味甘，性平。入脾、胃经。具有补骨髓、润脏腑、益心力、壮筋骨、利脏器、清热止痛等功效，主治睡眠不佳、多梦易睡、耳目不聪、关节屈伸不利、胃脘疼痛等病症。

包心菜中含有的微量元素，具有一定的抗癌作用。其中的果胶及大量粗纤维能结合并阻止肠内吸收毒素，促进排便，达到防癌的目的。

包心菜富含粗纤维素，且质硬，故脾胃虚寒、泄泻以及小儿脾弱者不宜多食。

芹菜

芹菜，属伞形科植物。有水芹、旱芹两种，功能相近，药用以旱芹为佳。旱芹香气较浓，又名"香芹"，亦称"药芹"。芹菜是我国原产，栽培历史悠久，分布很广。

功效 味甘、辛，性凉。入肺、胃、肝经。具有清热除烦、平肝、利水消肿、凉血止血等功效，主治高血压、头痛、头晕、暴热烦渴、黄疸、水肿、小便热涩不利、妇女月经不调、赤白带下、瘰疬、痄腮等病症。

芹菜是高纤维食物，经肠内消化产生木质素和肠内脂类物质，具有抗氧化、抑制肠内细胞产生致癌物质，加快粪便在肠内的运转时间，减少致癌物与结肠黏膜的接触等作用，达到预防结肠癌的目的。

食用提示 脾胃虚寒、肠滑不固者及血压偏低者不宜多吃。

慢性胃炎、肠炎患者应少吃，因为芹菜属于凉性食物，多吃容易影响脾胃的消化吸收功能。

婚育期男士少吃，因为芹菜具有杀精功能。芹菜叶是感光食物，因此食用芹菜后不宜在烈日下暴晒，以免皮肤变黑。芹菜不宜与黄瓜、蚬、蛤、毛蚶、蟹、兔肉、甲鱼同食。

萝卜

食物简介 萝卜又名莱菔，根肉质，供食用，长圆形、球形或圆锥形，原产我国，品种极多，常见有红萝卜、青萝卜、白萝卜、水萝卜和心里美，具有多种药用价值。各地均有栽培，为我国主要蔬菜之一，种子含油42%，可用于制作肥皂或润滑油。

功效 味甘、辛，性寒。入脾、胃、肺经。具有消积滞、化痰热、下气宽中、解毒等功效，主治食积胀满、痰嗽失音、吐血、衄血、消渴、肿瘤、痢疾、便结、偏正头痛等病症。

萝卜含有能诱导人体自身产生干扰素的多种微量元素，如锌，可增强机体免疫力，并能抑制癌细胞的生长，对防癌、抗癌有重要意义。萝卜还含有木质纤维素，能提高巨噬细胞的活力，吞噬癌细胞。所含的多种酶，能分解致癌的亚硝胺，具有防癌作用。

食用提示萝卜性偏寒凉而利肠，弱体质者及脾胃虚寒、胃及十二指肠溃疡、慢性胃炎、单纯甲状腺肿、先兆流产、子宫脱垂者不宜多食。

萝卜主泻，胡萝卜主补，所以两者最好不要同食。服用人参、西洋参时不要同时吃萝卜，以免药效相反，起不到补益作用。

萝卜所含的木质纤维素有较强的抗癌作用，生吃效果更好。小儿怕辣，最好为他们选择色绿、水分多、辣味轻、甜味重的萝卜。

花椰菜

花椰菜又名花菜、花甘蓝，有白、绿两种，白色的叫菜花，绿色的叫西蓝花、青花菜。原产于地中海东部海岸，约在19世纪初清光绪年间引进中国。花椰菜肉质细嫩，味甘鲜美，食用后很容易消化吸收。在美国《时代》杂志推荐的十大健康食品中名列第四，美国公众利益科学中心把花椰菜列为10种超优食物之一。

功效 味甘，性凉。入胃、肝、肺经。具有补肾填精、健脑壮骨、补脾和胃等功效，主治久病体虚、肢体痿软、耳鸣健忘、脾胃虚弱、小儿发育迟缓等病症。

花椰菜中含有"索弗拉芬"，能刺激细胞制造对机体有益的保护酶——Ⅱ型酶。这种具有非常强的抗癌活性酶，可使细胞形成对抗外来致癌物侵蚀的膜，对防止多种癌症起到积极的作用。花椰菜含有抗氧化、防癌症的重要微量元素——硒，长期食用可以减少乳腺癌、直肠癌及胃癌等癌症的发病概率。花椰菜的维生素C含量极高，具有很强的清除自由基作用，尤其对致癌物——亚硝胺的形成有明显的阻断作用。花椰菜中还含有预防癌症最重要的成分——"萝卜硫素"，这种物质有提高致癌物解毒酶活性的作用，并帮助癌变细胞修复为正常细胞。

花椰菜的两个种类营养都很丰富，但总体来说，西蓝花要优于菜花。尤其西蓝花品质柔嫩，纤维少，水分多，味道比菜花更鲜美。

花椰菜中含少量的致甲状腺肿的物质，但可以通过食用足量的碘来中和，这些碘可由碘盐和海藻等海味食物提供，因此在食用花椰菜时要注意食物的搭配。

花椰菜是一种很普通的蔬菜，本身无多大味道，所以烹饪时常加荤菜或大蒜等调味品提味。

花椰菜虽然营养丰富，但常有残留的农药，还容易生菜虫，所以在吃之前，可将其放在盐水里浸泡几分钟，菜虫就跑出来了，还有助于去除残留的农药。

花椰菜焯水后，应放入凉开水内过凉，捞出沥净水再用，烧煮和加盐时间也不宜过长，才不致丧失和破坏防癌抗癌的营养成分。

吃的时候要嚼几次，这样才更有利于营养的吸收。

美国营养学家号召人们在秋季多食用西蓝花，因为这时的西蓝花花茎中营养含量最高。

魔芋

魔芋为天南星科魔芋属植物的泛称。中国早在2000多年前就开始栽培魔芋了，食用历史也相当悠久，魔芋地下块茎可加工成魔芋粉供食用。魔芋食品不仅味道鲜美，口感宜人，而且有减肥健身、治病抗癌等功效，被联合国卫生组织确定为十大保健食品之一。

味甘、辛，性温。有小毒。入心、脾经。具有活血化瘀、解毒消肿、宽肠通便、化痰软坚等功效，主治瘰疬痰核、损伤瘀肿、便秘腹痛、咽喉肿痛、牙龈肿痛等病症。

魔芋中含有一种凝胶样的化学物质，具有防癌抗癌的强大作用。这种凝胶被人吃入体内后，能形成各种不同孔径的半透明膜衣，附着在肠壁上，形成一个防卫屏障，阻碍各种有害物质，特别是致癌物质的吸收，所以魔芋又被称为"防癌魔衣"；魔芋所含的甘露糖对癌细胞代谢有干扰作用，对贲门癌、结肠癌细胞敏感；魔芋能使小肠酶分泌增加，加快清除肠壁上的沉积物，使其尽快排出体外；魔芋还含有丰富的膳食纤维，膳食纤维能加强肠道蠕动，缩短食物在肠道内的停留时间，促使排便，从而减少小肠对营养的吸收，同时也减少了大便中的有害物质对身体的危害。

食用提示 生魔芋有毒，必须煎煮3小时以上才可食用，且每次食量不宜过多。魔芋渣切勿食用，以免中毒。

百合

 百合是百合科百合属多年生草本植物，鳞茎呈球形，由很多瓣抱合而成，故称百合。其球根含丰富淀粉，部分品种可作为蔬菜食用，以食用价值著称于世的是我国兰州百合。百合洁白如玉，肉质细嫩，香甜适口，风味独特，本身就汇集了观赏、食用、药用价值。入药以野生百合为佳，食用以家种者为好。

 味甘、微苦，性微寒。入心、肺、肝经。具有润肺止咳、宁心安神、美容养颜、清热凉血等功效，主治肺燥、肺热或肺热咳嗽、热病后余热未消、心烦口渴等病症。

百合含多种生物碱，对化疗及放射性治疗后白细胞减少症有治疗作用。百合所含的秋水仙碱，可干扰肿瘤细胞的蛋白质代谢，诱导多种肿瘤细胞凋亡。百合在体内还能促进和增强单核细胞系统的吞噬功能，提高机体的体液免疫能力，因此百合对多种癌症均有较好的防治效果。

肿瘤病饮食调养一本通

42

百合性寒黏腻，脾胃虚寒、湿浊内阻者不宜多食。百合为药食兼优的滋补佳品，四季皆可应用，但更宜于秋季食用。食疗建议选择新鲜百合为佳。

洋葱

洋葱又名球葱、葱头、荷兰葱，为百合科草本植物。洋葱在我国分布很广，南北各地均有栽培，是目前我国主栽蔬菜之一。洋葱供食用的部位为地下的肥大鳞茎（即葱头）。它是一种集营养、医疗和保健为一身的特色蔬菜，在国外被誉为"菜中皇后"。

味辛，性温。入肝、脾、胃、肺经。具有发散风寒、温中通阳、消食化肉、提神健体、散瘀解毒等功效，主治外感风寒无汗、鼻塞、食积纳呆、宿食不消、高血压、高血脂、腹泻痢疾等病症。

洋葱中含有一种名为"栎皮黄素"的物质，这是目前所知最有效的天然抗癌物质之一，能阻止体内的生物化学机制出现变异，控制癌细胞的生长，从而具有防癌抗癌作用。洋葱中还含有防癌的重要微量元素硒。

洋葱不宜食用过多，否则容易引起发热，还易产生挥发性气体，发生胀气和排气过多。有皮肤瘙痒性疾病和患有眼疾、眼部充血者应少吃。

洋葱具有的香辣味对眼睛有刺激作用，患有眼疾、眼部充血时，不宜切洋葱。切洋葱之前把洋葱放在冷水里浸一会儿，把刀也浸湿，或把洋葱先放在冰箱里冷冻一会儿，然后再拿出来切，就不会使人流眼泪了。

选购洋葱，其表皮越干越好，包卷度愈紧密愈好；从外表看，最好可以看出透明表皮中带有茶色的纹理。

刀豆

刀豆又名挟剑豆、刀鞘豆。是豆科植物刀豆的嫩荚。刀豆豆荚很长，其形如刀，故又称挟剑豆；豆荚内有粉红色豆子十多粒。质地脆嫩，肉厚鲜美可口，清香淡雅，是菜中佳品。

功效 味甘，性温。入脾、胃、肾经。具有温中下气、益肾补气、健脾和中、散寒止呕、定喘等功效，主治虚寒呃逆、呕吐、腹胀、肾虚腰痛、咳喘等病症。

刀豆所含刀豆赤霉素和刀豆血细胞凝集素能刺激淋巴细胞转变成淋巴母细胞，具有抗癌作用；血细胞凝集素对用病毒或化学致癌处理后而得的变性细胞的毒性，大于对正常细胞的毒性，还可使部分肿瘤细胞重新恢复到正常细胞的生长状态。

食用提示 刀豆性温，胃热盛者慎食。食用刀豆时，必须注意火候，如火候不够，吃了有豆腥味和生硬感，会引起食物中毒，故一定要炒熟煮透，但要保持碧绿，不能煮成黄色。

扁豆

食物简介 扁豆又称峨眉豆、羊眼豆、藤豆，为豆科扁豆属的一个栽培种，多年生或一年生缠绕藤本植物，食用嫩荚或成熟豆粒，种子有黑、白等色之异。

功效 味甘，性微温。入脾、胃经。具有健脾养胃、解暑化湿、补虚止泻等功效，主治脾虚呕逆、食少泄泻，或暑湿吐泻、妇女赤白带下、小儿疳积、酒醉呕吐、水停消渴等病症。

扁豆中含有血细胞凝集素，能使癌细胞发生凝集作用，并可促进淋巴细胞的转化，增强对肿瘤的免疫能力，抑制肿瘤的生长，起到防癌抗癌的效果。

食用提示 扁豆含有对人体有毒的凝集素和溶血素，遇高温时可被破坏，所以扁豆一定要煮熟以后才能食用，否则可能会出现食物中毒现象。疟疾患者不可食用。

南瓜

食物简介

南瓜是葫芦科南瓜属的植物，又名番瓜、倭瓜、金冬瓜、金瓜。原产于北美洲，在中国各地都有栽种。果实一般为扁圆形或梨形，嫩时绿色，成熟时赤褐色。果实味甘适口，是夏秋季节的瓜菜之一。老瓜可作饲料或杂粮，所以有很多地方又称为饭瓜。

功效

味甘，性温。入脾、胃经。具有补中益气、解毒杀虫、降糖止渴等功效，主治久病气虚、脾胃虚弱、气短倦怠、便溏、糖尿病、蛔虫等病症。

南瓜中含有甘露醇类物质，具有较好的通便作用，可以减少粪便中的毒素对人体的危害，可防止结肠癌的发生；南瓜中所含维生素A的衍生物，可以降低机体对致癌物质的敏感程度，可以稳定上皮细胞，防止其癌变，预防肺癌、膀胱癌和喉癌等；南瓜中所含的维生素C，可防止硝酸盐在消化道中转变成致癌物质亚硝胺，可预防食管癌和胃癌；南瓜中还含有一种能分解亚硝胺的酶，对预防癌症有重要意义。

食用提示

南瓜性温，素体胃热炽盛者少食；南瓜性偏壅滞，气滞中满者慎食。南瓜为发物之一，服用中药期间不宜食用。

食用南瓜不宜过量，因为南瓜含有丰富的β-胡萝卜素，食用太多会使皮肤出现黄染现象。

黄瓜

食物简介

黄瓜，也称青瓜，是由西汉时期张骞出使西域带回中原的，所以又名胡瓜。因其表皮带刺，因此又叫刺瓜。黄瓜广泛分布于中国各地，并且为主要的温室产品之一，它不但清甜爽脆，可当水果吃，可以入菜，而且还有很好的美容功效。在瓜类中，黄瓜是使用价值较大的品种之一。

 味甘，性凉。入肺、胃、大肠经。具有清热利水、解毒消肿、生津止渴等功效，主治身热烦渴、咽喉肿痛、风热眼疾、湿热黄疸、小便不利等病症。

黄瓜中含有的葫芦素C具有提高人体免疫功能的作用，达到抗肿瘤目的。此外，该物质还可治疗慢性肝炎和迁延性肝炎，对原发性肝癌患者有延长生存期作用。黄瓜中的细微纤维素还能促进肠胃蠕动，加速体内腐败物质的排泄，对预防大肠癌有一定作用。

 因黄瓜性凉，胃寒、脾胃虚弱、腹痛腹泻、肺寒咳嗽患者都应少吃。有肝病、心血管病、肠胃病及高血压的人切忌不要吃腌黄瓜。

黄瓜尾部含有较多的苦味素，苦味素有抗癌作用，所以不要把黄瓜尾部全部丢掉。

黄瓜中维生素含量较少，因此常吃黄瓜时应同时吃些其他蔬果。

黄瓜当水果生吃，不宜过多，不宜加碱或高热煮后食用。

黄瓜不宜与花生同食。黄瓜性味甘寒，而花生多油脂，如果寒性食物与油脂相遇，会增加其滑利之性，可能导致腹泻。

选购黄瓜时，色泽亮丽、外表有刺状凸起，而且黄瓜头上顶着新鲜黄花的为最好。如手摸发软，底端变黄，则黄瓜子多粒大，已经不新鲜了。

苦瓜

苦瓜又名癞瓜、锦（金）荔枝、凉瓜、君子菜，果实长椭圆形，表面具有多数不整齐瘤状突起。种子藏于肉质果实之中，成熟时有红色的囊裹着。苦瓜是人们喜爱的一种蔬菜，苦瓜虽苦，却从不会把苦味传给其他菜，所以苦瓜又有"君子菜"的雅称。曾被明代大医药学家李时珍称为"一等瓜"，是不可多得的抗癌瓜，因具苦味，食者较少。

功效 味苦，性寒。入脾、胃、心、肝经。具有清热祛暑、明目解毒、利尿凉血、解劳清心、益气壮阳等功效，主治热病烦渴、中暑、丹毒、目赤痛肿、痢疾、少尿等病症。

苦瓜中的有效成分可以抑制正常细胞的癌变和促进突变细胞的复原，具有一定的抗癌作用。苦瓜中存在一种具有明显抗癌作用的活性蛋白质——类奎宁蛋白，这种蛋白质能够激发体内免疫系统的防御功能，增加免疫细胞的活性，清除体内的有毒物质。苦瓜中大量的维生素C能提高机体的免疫功能，能使免疫细胞具有杀灭癌细胞的作用。从苦瓜籽中提炼出的胰蛋白酶抑制剂，能抑制肿瘤细胞分泌蛋白酶，从而抑制癌细胞的侵袭和转移。

食用提示 食苦瓜不宜过量，过量易引起恶心、呕吐等。苦瓜性凉，脾胃虚寒者不宜食用。

苦瓜含奎宁，会刺激子宫收缩，引起流产，孕妇要慎食。苦瓜有降低血糖的作用，糖尿病患者可食用。

一般苦瓜在做菜时，将其先切成想要的形状，放到开水中稍微烫一下再投入到凉水中漂一下，然后再进行烹调，这样可以减少苦味。

苦瓜、鸡蛋同食能保护骨骼、牙齿及血管，使铁质吸收得更好，有健胃的功效，能治疗胃气痛、眼痛、感冒、伤寒和小儿腹泻呕吐等。

葱

食物简介 葱又名大葱、小葱、香葱、和事草、事菜，为百合科植物葱的各部位，上部为青色葱叶，下部为白色葱白。葱在东亚国家以及各处华人地区中，常作为一种很普遍的香料调味品或蔬菜食用，华人习惯于在炒菜前将葱和姜切碎一起下油锅中炒至金黄（俗称之为"爆香"），然后再将其他蔬菜下入锅中炒。它不仅是不可缺少的调味品，还可以防治多种病症，是一味佳蔬良药。

功效 味辛、平，性温。入肺、胃经。具有发汗解表、散寒通阳、解毒散凝等功效，主治风寒感冒轻症、痈肿、痢疾、寒凝腹痛、小便不利等病症。

葱所含的微量元素硒可降低胃液内的亚硝酸盐含量，能阻断胃内亚硝胺的合成，从而抑制胃癌的发生。香葱所含果胶，可明显地减少结肠癌的发生，有抗癌作用。葱内的蒜辣素也可以抑制癌细胞的生长。

食用提示 葱对汗腺的刺激作用较强，腋臭患者在夏季应慎食；表虚多汗、自汗者应忌食。不宜过多食用，尤其是患有肠道疾病及溃疡病的人。不宜与蜂蜜同食。

葱叶因富含维生素A原，不应轻易丢弃不用。

葱中含有的烯丙基硫醚有挥发性，因此泡在水里或煮得过久，都会使其效果丧失。故葱不宜煎、炸过久；在熄火之后，再撒上葱花，既可使香味更可口，而且可发挥烯丙基硫醚的效果。

葱宜与维生素B_1含量较多的食品一起食用。因为葱具有消除臭味的作用，因此像猪肉或羊肉等带有腥味的菜肴务必要使用葱来调味。

辣椒

食物简介 辣椒，又叫番椒、海椒、辣子、辣角、秦椒等，是一种茄科辣椒属植物。果实通常为圆锥形或长圆形，未成熟时呈绿色，成熟后变成鲜红色、黄色或紫色，以红色最为常见。辣椒的果实因果皮含有辣椒素而有辣味，能增进食欲。辣椒中维生素C的含量在蔬菜中居第一位。

功效 味辛，性温。有小毒。入脾、胃经。具有温中散寒、健胃消食、祛湿发汗等功效，主治消化不良、寒性胃痛、风湿痛、腰肌痛等病症。

辣椒的有效成分辣椒素是一种抗氧化物质，可使体内亚硝基二甲胺（DMN）的突变作用消失，阻止有关细胞的新陈代谢，从而终止细胞组织的癌变过程，降低癌症细胞的发生率。并且能加速癌细胞死亡，而不会损害健康的细胞。丰富的维生素C，可防止硝酸盐和亚硝酸盐在消化道中转变成致癌物质亚硝胺，从而预防胃癌和食管癌。

辣椒具有很强的刺激性，少食有健脾之功，过量食用则刺激胃黏膜充血而有腹部不适之感。辣椒的主要成分辣椒碱对循环系统有一定影响，可引起短暂性血压下降、心跳减慢及呼吸困难等。因此，过食辣椒应当心中毒。

体型偏瘦的人少吃辣椒，因为瘦人多属阴虚和热性体质，常表现为咽干、口苦、眼部充血、头重脚轻、烦躁易怒，如果过食辛辣，就会使上述症状加重，导致出血、过敏和炎症。

甲状腺功能亢进（甲亢）患者少吃辣椒。甲亢患者常常处在高度兴奋状态，过量吃辣椒等刺激性食物可加重症状。肠胃功能不佳、慢性胆囊炎、眼病、热证、产妇、肾炎、口腔溃疡、痔疮、皮炎、结核病、慢性气管炎及高血压患者忌食辣椒。

服用维生素K及止血药时不宜食用辣椒。辣椒也不宜与胡萝卜、动物肝脏同食。

紫菜

紫菜俗称紫英、索菜、灯塔菜，属红藻类植物，生于浅海岩石上，故被称为"海洋蔬菜"。颜色分红紫、绿紫和黑紫3种，干燥后均呈紫色，因可入菜而得名紫菜。紫菜富含蛋白质和碘、磷、钙等物质，味道极为鲜美，主要作汤菜料，自汉代以前我国就有食用紫菜的记载，一直被视为珍贵海味之一，素有"长寿菜"之称。

味甘、咸，性寒。入肺、脾、膀胱经。具有化痰软坚、清热利水、补肾养心等功效，主治瘿瘤、咽喉肿痛、咳嗽、烦躁失眠、脚气、水肿、小便淋痛、泻痢等病症。

紫菜的1/3是食物纤维，可以将致癌物质排出体外，保持肠道健康，特别有利于预防大肠癌。它还含有微量多糖类，可达到抑制癌症的效果，有助于脑肿瘤、乳腺癌、甲状腺癌、恶性淋巴瘤等肿瘤的防治。

紫菜性寒，不宜多食，消化功能不好、素体脾虚者少食，可致腹泻；腹痛便溏、脾胃虚寒者禁食。

紫菜不宜与酸涩的水果共同食用，否则易造成肠胃不适。

选购时以色泽紫红、无泥沙杂质、干燥者为佳；反之，质量就差。若凉水浸泡后的紫菜呈蓝紫色，说明包装前已被有毒物所污染，这种紫菜对人体有害，不能食用。

紫菜是海产食品，容易返潮变质，应将其装入黑色食品袋置于低温干燥处，或放入冰箱中，可保持其味道和营养。

莼菜

莼菜是睡莲科的一种水草，采其尚未透露出水面的嫩叶食用，是一种地方名菜，鲜美滑嫩，含有丰富的胶质蛋白、碳水化合物、脂肪、多种维生素和矿物质，具有药食两用的保健作用，为珍贵蔬菜之一。古人所谓的"莼鲈风味"中的"莼"，就是指莼菜。

味甘，性寒。入肝、脾经。具有清热利水、消肿解毒、止咳止泻等功效，主治热痢、黄疸、痈疽、疔疮、胃痛、高血压等病症。

莼菜叶背分泌一种类似"琼脂"的黏液，新叶的黏液更多，其中含有一种酸性的杂多糖，是较好的免疫促进剂。它不仅能增加免疫器官——脾脏的重量，而且能明显促进巨噬细胞吞噬异物的功能。通过宿主中介作用，加强机体的免疫系统，增强抗癌能力。

莼菜性寒而滑,多食易伤脾胃,发冷气,损毛发,故不宜多食。

莼菜要多洗几遍,主要是冲水,这样可以去除保护它的一些酸味,但注意不要洗掉黏液。用莼菜做羹之前,一定要用开水先焯过。莼菜由于很嫩,因此在下作料的时候也要注意:"下豉盐不得搅,搅则莼碎,令羹浊而不能好。"烹制时不要用铁制器皿。

鱼腥草

 鱼腥草产于我国长江流域以南各省。名见《名医别录》。唐苏颂说:"生湿地,山谷阴处亦能蔓生,叶如荞麦而肥,茎紫赤色,江左人好生食,关中谓之菹菜,叶有腥气,故俗称:鱼腥草。"

味苦、辛,性微寒。入肺、膀胱、大肠经。具有清热解毒、排脓消痈、利尿通淋等功效,主治肺热喘咳、肺痈吐脓、喉蛾、热痢、疟疾、水肿、痈肿疮毒、热淋、湿疹、脱肛等病症。

鱼腥草中的鱼腥草素对癌细胞有丝分裂有抑制作用,能提高癌细胞内环磷酸腺苷(CAMP)水平,因而具有一定抗癌作用。

 鱼腥草性微寒,虚寒性体质及疔疮肿疡属阴寒,无红肿热痛者,不宜服食。

食用的鱼腥草讲究新鲜,烹饪时最好用大火炒熟或凉拌。产妇在月子里第一次吃鸡的时候,放些鱼腥草,可以预防产后风。

虽然某些野菜有抗癌作用,但不要在城市人口密集地区、工厂和居民区附近以及受污染河流附近采摘野菜,因为这些野菜可能受不同程度的污染,对身体有较大危害,严重者还会引起中毒。

荠菜

荠菜为十字花科植物荠菜的带根全草，又称地菜、香荠、地儿菜等。冬末春初生长于田野、路边、庭院，二三月间长出嫩茎叶时可采摘食用，清香可口，且所含营养既丰富又均匀，是一种人们喜爱的药膳兼用的野菜。我国江南一带至今还流传"到了三月三，荠菜可以当灵丹"的谚语，被誉为"灵丹草"，是"天然之珍"。

味甘，性平、微寒。入心、肝、脾经。具有和脾利水、止血明目等功效，主治产后子宫出血、尿血、崩漏、目赤肿痛等病症。

荠菜中的延胡索酸是防癌的主要活性物质，在肿瘤的化学预防药中属第三代药物；荠菜中所含的二硫酚硫酮，具有抗癌作用；荠菜还含有丰富的维生素C，可防止硝酸盐和亚硝酸盐在消化道中转变成致癌物质亚硝胺，从而预防胃癌和食管癌；荠菜含有大量的粗纤维，食用后可增强大肠蠕动，促进排泄，从而增进新陈代谢，有助于预防大肠癌。

荠菜性微寒，体质虚寒者慎食。荠菜含有大量的纤维素，便溏者慎食。风疹患者忌食。

要挑选不带花的荠菜，这样比较鲜嫩、好吃。荠菜根部的药用价值最高，制作食疗方时，不应摘除。

荠菜不宜久烧久煮，时间过长会破坏其营养成分，也会使颜色变黄。不要加蒜、姜、料酒来调味，以免破坏荠菜本身的清香味。

韭菜

韭菜是百合科植物韭的叶，多年生宿根蔬菜。韭菜的种类可分为叶用、花用和花叶兼用三种。由于叶型的不同又可分为宽叶韭与细叶韭两种。宽叶韭，性耐寒，又名口韭，在北方栽培的较多；细叶韭，性耐热，多在南方栽培。温室避光栽培的韭菜又称韭黄，其根圆，白色，叶呈淡黄色，微带土味，叶嫩柔软，但不如韭菜清香。

味甘、辛、咸，性温。入肝、胃、肾经。具有补肾益胃、益肺气、散瘀行滞、安五脏、行气血、止汗固涩、止呃逆等功效，主治阳痿、早泄、遗精、多尿、腹中冷痛、胃中虚热、泄泻、白浊、经闭、白带、腰膝痛和产后出血等病症。

韭菜含有挥发性精油及硫化物等特殊成分，散发出一种独特的辛香气味，有助于疏调肝气，增进食欲，增强消化功能；韭菜含有大量维生素和粗纤维，能促进胃肠蠕动，治疗便秘，预防肠癌。

多食会上火且不易消化，因此阴虚火旺、眼病和胃肠虚弱的人不宜多食。

注意食用的季节性，初春时节的韭菜品质最佳，晚秋的次之，夏季的最差，有"春食则香，夏食则臭"之说。隔夜的熟韭菜不宜再吃。

食疗若用鲜韭汁，则因其辛辣刺激呛口，难以下咽，需用牛奶1杯冲入韭汁20～30克，放白糖调味，方可咽下，胃热炽盛者则不宜多食。

胡萝卜

胡萝卜又名金笋、甘荀、丁香萝卜，以肉质根作蔬菜食用。胡萝卜的品种很多，按色泽可分为红、黄、白、紫等数种，我国栽培最多的是红、黄两种。胡萝卜富含胡萝卜素，1分子的胡萝卜素可获得2分子的维生素A，因此被称为维生素A原。胡萝卜是一种质脆味美、营养丰富的家常蔬菜，素有"小人参"之称。

味甘，性平。入肺、脾经。具有健脾消食、补肝明目、清热解毒、透疹、降气止咳等功效，主治食欲不振、腹胀、腹泻、咳喘痰多、视物不明等病症。

据测定，胡萝卜中所含的胡萝卜素比白萝卜及其他各种蔬菜高出30～40倍。胡萝卜素进入人体后，能在一系列酶的作用下，转化为维生素A，然后被机体吸收利用。有助于增强机体的免疫功能，在预防上皮细胞癌变的过程中具有重要作用，还能减轻化疗中的毒性反应。由胡萝卜素转化的天然维生素A，发挥的效果大大胜过人工合成的药物，且不会引起中毒。胡萝卜中的木质素能提高机体对癌瘤的免疫力，间接消灭癌细胞；所含叶酸也有抗癌作用。

由于胡萝卜素和维生素A都是脂溶性物质，所以应用油炒熟，或和肉类一起炖煮后再食用有利于吸收，不宜生吃，生吃时不易消化，大部分维生素会流失掉。

不要过量食用。摄入过多胡萝卜素会出现皮肤发黄、恶心、厌食、乏力等症状，停吃胡萝卜后症状会很快消失。

胡萝卜不能与酒同食，否则会造成大量胡萝卜素与酒精一同进入人体，在肝脏内产生毒素而导致肝病。萝卜主泻，胡萝卜为补，所以两者最好不要同食。

不宜与富含维生素C的蔬菜（如菠菜、油菜、花菜、番茄、辣椒等）、水果（如柑橘、柠檬、草莓、大枣等）同食，会破坏维生素C，降低营养价值。

尽量选购新鲜胡萝卜，皮平滑而无污斑，尤以深橘红色胡萝卜素含量最高。烹调胡萝卜时，不要加醋，以免造成胡萝卜素损失。胡萝卜整根烹饪比切过后再烹饪更有助于防癌，因为整根烹饪比切开后烹饪的胡萝卜多含25%的镰叶芹醇，此种成分有防癌功效。

尽量一次把整个胡萝卜吃完，这样能让营养吸收相对完整，实在吃不完时，能吃多少做多少，剩下的未经烹饪的一定要用保鲜膜包起来，放在冰箱里，并尽快食用。

不宜食用切碎后水洗或久浸泡于水中的胡萝卜。

大蒜为百合科植物蒜的鳞茎，是一种最常见的食物，辛辣，有刺激性气味，可食用或供调味，亦可入药。被人们称为"天然抗生素"，它的抗氧化性甚至超过人参。到目前为止，大蒜的防癌效果在40多种蔬菜、水果中，按金字塔排列，位于塔顶。

味辛、平，性温。入脾、胃、肺经。具有温中消食、行滞气、暖脾胃、消积、解毒、杀虫等功效，主治饮食积滞、脘腹冷痛、水肿胀满、泄泻、痢疾、疟疾、百日咳、痈疽肿毒、白秃癣疮、蛇虫咬伤等病症。

美国国家癌症组织认为，全世界最具抗癌潜力的植物中，位居榜首的是大蒜。在100多种成分中，其中几十种成分都有单独的抗癌作用。大蒜素及其同系物能有效地抑制癌细胞活性，使之不能正常生长代谢，最终导致癌细胞死亡；大蒜素还能激活巨噬细胞的吞噬能力，增强人体免疫功能，预防癌症的发生；大蒜液能阻断霉菌使致癌物质硝酸盐还原为亚硝酸盐而防治癌肿；大蒜中的锗和硒等元素有良好的抑制癌瘤或抗癌作用。

大蒜辣素怕热，遇热后很快分解，其杀菌作用降低。因此，预防及治疗感染性疾病时应该生食大蒜。

不宜过多食用，否则会影响视力；不宜空腹食用，否则会把肠道内的有益菌杀死，引起维生素B_2缺乏症，易患口角炎、舌炎、口唇炎等皮肤病。由于大蒜能使胃酸分泌增多，大蒜辣素有刺激作用，因此有胃肠道疾病，特别是有胃溃疡和十二指肠溃疡的人不宜吃大蒜。有肝病的人过量食用大蒜会造成肝功能障碍，引起病情加重，因此应慎食。

大蒜不宜与蜂蜜同食。发了芽的大蒜食疗效果甚微，腌制大蒜不宜时间过长，以免破坏有效成分。

吃完大蒜后有效去除蒜味的方法：用醋或酒漱口；嚼一

些花生仁、核桃仁或杏仁等蛋白质含量较高的食物，让蒜中的辛辣素与蛋白质结合；喝一杯牛奶，注意要小口慢咽，让牛奶在口腔中多停留一会儿，而且最好喝温牛奶，这样效果会更好。

芦笋

芦笋是石刁柏嫩茎，因其嫩茎挺直，顶端鳞片紧包，形如石刁，枝叶展开酷似松柏针叶，故称石刁柏；又因其供食用的嫩茎，形似芦苇的嫩芽和竹笋，故中国已有很多人习惯将石刁柏称为芦笋。芦笋富含多种氨基酸和维生素，其含量均高于一般水果和蔬菜，质地鲜嫩，风味鲜美，柔嫩可口，是一种高档而名贵的蔬菜，是世界十大名菜之一，在国际市场上享有"蔬菜之王"的美称。

功效 味甘，性凉。入肺、胃经。具有清热解毒、生津利水、补虚等功效，主治体质虚弱、气血不足、营养不良、热病口渴、淋病、小便不利等病症。

芦笋含有丰富的天冬酰胺、天冬氨酸及其他多种甾体皂苷物质，可以使细胞生长正常化，具有防止癌细胞扩散的功能，对淋巴肉芽肿瘤、膀胱癌、肺癌、皮肤癌等均有特效。同时芦笋中多种维生素和微量元素的含量和质量优于普通蔬菜，尤其含有丰富的抗癌元素之王——硒，硒是谷胱甘肽过氧化物酶的组成部分，能阻止致癌物质过氧化物和自由基的形成，防止基因突变，刺激环腺苷酸的积累，抑制癌细胞中脱氧核糖核酸的合成，阻止癌细胞分裂与生长，抑制致癌物的活力并加速解毒，刺激机体免疫功能，促进抗体的形成，提高对癌细胞的抵抗力。还含有其他微量元素如钼、铬、锰等，具有调节机体代谢，提高机体免疫力的功效。

因芦笋含有少量嘌呤，故痛风患者不宜多食。糖尿病患者也不宜多食。

芦笋不宜与巴豆同食。芦笋不宜生吃，也不宜存放1周以上才吃，而且应低温避光保存。

芦笋中的叶酸很容易被破坏，所以若用来补充叶酸应避免高温烹煮，最佳的食用方法是用微波炉小功率热熟。

芦笋的各种功能都取决于"鲜"：选购时要新鲜；买回注意保鲜；炒煮也要新鲜。

芦笋的重要成分都在尖端幼芽处，在炒煮时应多保存尖端。烹煮时要用不锈钢锅煮，可使芦笋保持柔软且不变色，这样也可保存更多的维生素C。

辅助治疗肿瘤时应保证每天食用才能有效。

莴笋

 莴笋又名莴苣、春菜、生笋、青笋，是春季、秋冬季的主要蔬菜之一。它以肥大的花茎基部供食，茎质脆嫩，水分多，味道鲜美，营养也非常丰富，是大众喜爱的价廉物美的食物。

味甘，性凉、苦。入肠、胃经。具有利五脏、通经脉、清胃热、清热利尿等功效，主治小便不利、尿血、乳汁不通等病症。

莴笋含有丰富的胡萝卜素，可在人体内转化为维生素A，是体内的抗氧化剂，抵抗致癌物的侵入、延迟癌细胞的转移，并可使正在变异的细胞转为正常。莴笋的茎叶中含有一种芳香烃羟化酶，能够分解食物中的致癌物质亚硝胺，防止癌细胞的形成，对于肝癌、胃癌等消化系统癌症有一定的预防作用。所含的纤维素能促进肠胃蠕动，能将体内致癌物质迅速排出体外，从而预防肠癌。

 女性月经期间或寒性痛经者禁食；脾胃虚寒、腹泻便溏、有眼疾的人及痛风患者也应忌食。

烹调莴笋时要少放一些盐，否则味道不佳。莴笋忌与蜂蜜同吃，蜂蜜含有蜡质，具有润肠通便的作用，但蜂蜜与莴笋均性凉，两者同食，不利于肠胃，易导致腹泻。

焯莴笋时一定要注意时间和温度，焯的时间过长、温度过高会使莴笋绵软，失去清脆口感。莴苣下锅前挤干水分，可以增加莴笋的脆嫩。但从营养学角度考虑，不应挤干水分，这样会丧失大量的水溶性维生素。

茄子

 茄子又名落苏、酪酥、矮瓜，颜色多为紫色或紫黑色，也有淡绿色或白色，形状上也有圆形、椭圆形、梨形等。它是餐桌上常见的家常蔬菜，也是为数不多的紫色蔬菜之一，营养价值独一无二，它的紫皮里含有丰富的维生素E和维生素P，这是其他蔬菜所无法比拟的。

功效 味甘，性凉。入脾、胃、大肠经。具有清热止血、消肿止痛等功效，主治热毒痈疮、皮肤溃疡、口舌生疮、痔疮下血、便血、衄血等病症。

国外研究结果表明它的抗癌性能是其他有同样作用的蔬菜的好几倍，是抗癌强手：茄子含有龙葵碱，能抑制消化系统肿瘤的增殖，对于防治胃癌有一定效果；茄子还有清退癌热的作用。

 茄子性凉，体弱胃寒的人不宜多吃。老茄子，尤其是秋后老茄子含有较多茄碱，对人体有害，也不宜多吃。

手术前也不宜吃茄子，否则麻醉剂可能无法被正常分解，会延迟患者苏醒的时间，影响患者的康复速度。茄子不宜与螃蟹、乌鱼同食。

茄子的吃法很多，但多数吃法烹调温度较高、时间较长，不仅油腻，营养损失也很大。在茄子的所有吃法中，凉拌茄子是最健康的。挂糊上浆后炸制能减少维生素P的大量损失。

茄子的表皮覆盖着一层蜡质，它不仅使茄子发出光泽，而且具有保护茄子的作用，一旦蜡质层被冲刷掉或受机械损害，就容易受微生物侵害而腐烂变质。因此，需要保存的茄子绝对不能用水冲洗，还要防雨淋，防磕碰，

肿瘤病饮食调养一本通

防受热，并存放在阴凉通风处。

3. 水果类食物

芒果

 一种原产印度的常绿乔木的果实，呈肾脏形，主要品种有土芒果与外来的芒果，未成熟前土芒果的果皮呈绿色，外来种呈暗紫色；土芒果成熟时果皮颜色不变，外来种则变成橘黄色或红色。芒果果肉多汁，味道香甜，土芒果种子大、纤维多，外来种不带纤维。

味甘、酸，性凉。入肺、脾、胃经。具有益胃生津、止渴止呕、利尿等功效，主治胃阴不足、口渴咽干、食欲不振、消化不良、眩晕呕吐、咽痛音哑、咳嗽痰多、气喘等病症。

芒果果实含芒果酮酸、异芒果醇酸等三萜酸和多酚类化合物，具有抗癌作用；芒果汁还能增加胃肠蠕动，使粪便在结肠内的停留时间缩短。因此芒果对防治结肠癌很有裨益。

 饱饭后不可食用芒果，不宜一次食入过多，不宜与大蒜等辛辣食物同食，否则易致黄疸。临床有过量食用芒果引致肾炎的报道，应当注意。

芒果叶或汁对过敏体质的人可引起皮炎，应当注意。痰湿体质者或已患肿瘤，应避免进食。虚寒咳嗽（喉痒痰白）者应避免进食，以免喉头发痒。哮喘患者应遵医嘱戒吃。

香蕉

 香蕉为芭蕉科植物甘蕉的果实。又称甘蕉、香牙蕉。其果肉香甜，除供生食外，还可制作多种加工品。香蕉是人们喜爱的水果之一，欧洲人因它能解除忧郁而称它为

"快乐水果"，而且香蕉还是女性钟爱的减肥佳果。香蕉营养高、热量低，含有称为"智慧之盐"的磷，又有丰富的蛋白质、糖、钾、维生素A和维生素C，同时膳食纤维也多，是相当好的营养食品。

 味甘，性寒。入肺、大肠经。具有清热生津、润肠解毒、养胃抑菌、降压降糖等功效，用于胃阴不足、咽干口渴，或热伤津液、烦渴喜饮、肠燥便秘、大便干结、痔疮便血等病症。

香蕉是一种较好的防癌、抗癌水果。香蕉能够使白细胞增多，改善免疫系统的功能，还会产生具有抗癌作用的物质——肿瘤坏死因子（TNF），而且，香蕉愈成熟其抗癌效果愈高。香蕉愈成熟即表皮上黑斑愈多，它的免疫活性也就愈高，所以建议要吃熟一点的香蕉。香蕉中含有大量的碳水化合物、粗纤维，能将体内致癌物质迅速排出体外，其经细胞消化生成的丁酸盐是癌细胞生长的强效抑制物质，能改善胃溃疡，预防胃癌。

香蕉性寒滑肠，脾胃虚寒、便溏腹泻者不宜多食。香蕉含钾高，急慢性肾炎及肾功能不全者忌食。

生香蕉中含有大量的鞣酸。鞣酸具有非常强的收敛作用，可以将粪便变得干硬，从而造成便秘。最典型的是老人、孩子吃过生香蕉之后，非但不能帮助通便，反而可发生明显的便秘。鞣酸会有涩味，所以应将生香蕉放置一段时间，果肉变得香甜可口时再食用。

香蕉中含有较多的镁、钾等元素，若在短时间内摄入过多，就会引起血液中镁、钾含量急剧增加，造成体内钾、钠、钙、镁等元素的比例失调，对健康产生危害。尤其空腹吃香蕉会使人体中的镁骤然升高而破坏人体血液中的镁钙平衡，对心血管产生抑制作用。

怀孕期脚肿者，最好不要生吃香蕉。除非蕉肉经过蒸煮，寒性减退后才可进食。寒咳患者也可将香蕉蒸熟再吃。由于香蕉含糖量高，所以糖尿病患者应少吃。

香蕉容易因碰撞挤压受冻而发黑，在室温下会滋生细菌，最好丢弃。老人吃香蕉时，不要狼吞虎咽，以免被噎着。香蕉不宜和甘薯同食。

木瓜

食物简介 木瓜有两大类，蔷薇科木瓜属植物木瓜与热带水果番木瓜科木瓜（番木瓜）。木瓜从用途上也分为食用和药用两类。木瓜果肉厚实、香气浓郁、甜美可口、营养丰富，素有"百益果王"之称。

功效 味甘，性平、微寒。入肝、脾经。具有消食、驱虫、清热、祛风等功效，主治胃痛、消化不良、肺热干咳、乳汁不通、湿疹、寄生虫病、手脚痉挛疼痛等病症。

木瓜中维生素C的含量很高，是苹果的48倍，因此具有阻止人体致癌物质亚硝胺合成的作用，能很好地预防各种消化道肿瘤；含有的木瓜酵素是很好的抗癌天然化合物，可以杀死癌细胞，促进癌细胞的凋亡，其中包括乳腺癌、肺癌、胰腺癌、宫颈癌和肝癌等，同时还不损伤正常细胞；它独有的番木瓜碱具有抗肿瘤功效，并能阻止人体致癌物质亚硝胺的合成，对淋巴细胞性白血病具有强烈抗癌活性。木瓜中的凝乳酶有通乳作用，故可用于通乳及治疗淋巴细胞性白血病。

食用提示 治病多采用宣木瓜，也就是北方木瓜，又名皱皮木瓜，不宜鲜食；食用木瓜是产于南方的番木瓜，可以生吃，也可作为蔬菜和肉类一起炖煮。

木瓜中的番木瓜碱对人体有小毒，每次食量不宜过多。孕妇忌服，过敏体质者慎食。

猕猴桃

食物简介 猕猴桃是猕猴桃科植物猕猴桃的果实，又名奇异果毛桃、藤梨、羊桃。原产于中国南方，因为它是猕猴最爱的一种野生水果，故得名猕猴桃。猕猴桃质地柔软，味道有时被描述为草莓、香蕉、凤梨三者的混合。其维生素C的含量在水果中名列前茅，一颗猕猴桃能提供一个人一日维生素C需求量的2倍多，还含有良好的可溶性膳食纤维，在前三位低钠高钾水果中，猕猴桃由于较香蕉及柑橘含有更多的钾而位居榜首。猕猴桃果实肉肥汁多，清香鲜美，甜酸宜人，耐贮藏。猕猴桃被认为是营养密度最高的水果，因而在世界上被誉为"水果之王"。

功效 味甘、酸，性寒。入脾、肾、膀胱经。具有清热生津、止渴消烦、利水通淋等功效，主治烦热、消渴、黄疸、石淋、痔疮等病症。

猕猴桃含有丰富的维生素C，能有效阻止致癌物质亚硝胺在人体内形成；另一种重要的成分叶黄素，与防治前列腺癌和肺癌有关；还含有抗突变成分谷胱甘肽，有利于抑制诱发癌症基因的突变，对肝癌、肺癌、皮肤癌、前列腺癌等多种癌细胞有抑制作用。猕猴桃能通过保护细胞间质屏障，消除食入的致癌物质，对延长癌症患者生存期起一定作用。

其具清热生津、活血行水之功，尤适于乳腺癌、肺癌、宫颈癌、膀胱癌等患者放疗后食用。一些癌患者食用猕猴桃后，可以减轻厌食和恶病质，还可以减轻患者X线照射和化疗中产生的副作用或毒性反应。

 猕猴桃性寒，脾胃虚寒的人应少食，否则会导致腹痛腹泻；脾虚便溏、风寒感冒、疟疾、寒湿痢疾、慢性胃炎、痛经、闭经、小儿腹泻者不宜食用。先兆性流产、月经过多和尿频者忌食。

食用猕猴桃后一定不要马上喝牛奶或吃其他乳制品，否则容易腹泻。儿童食用猕猴桃过多可能会引起过敏反应，甚至导致虚脱。

刺梨

刺梨为蔷薇科植物缫丝花的果实，又名茨梨、木梨子，是鄂西山区的天然野果。刺梨果肉脆，成熟后有浓芳香味。果皮上密生小肉刺，俗称为"刺梨"。果实内含有丰富的维生素C，平均每100克鲜果含维生素C 2000毫克，是当前水果中最高的，因此被称为"维C之王"。

味甘、酸、涩，性凉。入脾、肾、胃经。具有健胃消食、清热生津、解暑、止泻等功效，主治胃阴不足、食欲减退、消化不良、饮食积滞、饱胀满闷、腹泻便溏、热病或暑热伤津、口干口渴、心烦发热、小便短赤等病症。

刺梨富含超氧化物歧化酶（简称SOD），SOD是国际公认的具有抗衰老、防癌作用的活性物质；含有的丰富维生素C，能阻断N-亚硝基化合物在人体内合成，使亚硝酸失去致癌作用，维生素C还能通过抑制磷酸二酯酶而增高组织细胞中的CAMP，使癌细胞转为正常；刺梨亦含较多的微量元素，如硒和锌，这也有益于防癌、抗癌。刺梨还具有抗病毒、抗辐射的作用，对治疗人体铅中毒具有特殊疗效，故在心血管、消化系统疾病和各种肿瘤防治方面，应用十分广泛。

刺梨性凉，平素脾胃虚寒、胃脘冷痛、慢性腹泻者勿食。

沙棘

沙棘是落叶灌木沙棘植物和其果实的统称。其特性是耐旱，抗风沙，可以在盐碱化土地上生存，因此被广泛用于水土保持。沙棘的根、茎、叶、花、果，特别是沙棘果实含有丰富的营养物质和生物活性物质，应用于许多领域。特别是果实含有人体不能合成的、人的身心健康不可缺少的多种维生素，享有"世界植物之奇""维生素宝库"之称。

 味酸、涩，性温。入脾、胃、肺、心经。具有止咳化痰、健胃消食、活血散瘀等功效，主治咳嗽痰多、消化不良、食积腹痛、胃痛、肠炎、闭经、跌打瘀肿等病症。

在沙棘的种子油当中，含有多种复合性物质，包括能去除活性氧的SOD、抗氧化维生素以及各种黄酮类，这些物质具有防癌、抗癌效果。从沙棘中分离出来的"血清素"具有很高的抗肿瘤活性，该活性成分对于胃癌、食管癌、直肠癌、肝癌等消化系统的癌症，尤其具有明显的效果，同时沙棘油与抗癌剂并用时，也可以帮助抗癌剂发挥效果；沙棘的生物活性成分白花青素、苦木素、香豆素、5-HT等除具有抗癌活性、抗肿瘤作用之外，对于人体内的癌细胞也有某种程度的压抑作用。另外，沙棘也能够提升癌症患者的免疫功能，借此减轻抗癌剂、放射线治疗所带来的副作用。

 沙棘果肉较酸，食用过多会使牙齿有不适感，鲜果肉也不易买到，可选择其提取物制成的其他食品。

苹果

 苹果古称柰，又叫滔婆，为蔷薇科苹果的果实，为世界四大水果之一。果实圆形，通常为红色，也有黄色和绿色。味道酸甜可口、营养丰富，是老幼皆宜的水果。它的医疗价值也很高，被越来越多的人称为"大夫第一药"。有科学家和医师把苹果称为"全方位的健康水果"或称为"全科医生"。

 味甘、微酸，性平。入脾、肺经。具有生津止渴、清热除烦、润肺开胃、益脾止泻等功效，主治中气不足、消化不良、气壅不通、轻度腹泻、便秘、烦热口渴、饮酒过度等病症。

苹果中的多酚及黄酮类天然抗氧化物质，能够抑制癌细胞的增殖。据研究，苹果多酚能降低结肠癌的发病率。苹果的表皮和果肉之中有10多种化合物的混合物——三萜系化合物，在实验室环境下既可抑制癌细胞生长，也可杀死癌细胞。对人体肝癌、结肠癌和乳腺癌等癌细胞具有强有力的抗增殖作用。

苹果中含有丰富的鞣酸、果胶、膳食纤维等特殊物质，生果胶可软化大便，膳食纤维又起到通便作用。所以，生吃苹果可以起缓解便秘的作用，熟苹果又可治疗腹泻。

脂肪过多者、糖尿病患者宜吃酸苹果。男性吃苹果的数量应多于女性，因为苹果有降低胆固醇的作用。

将削掉皮的苹果浸于凉开水里，可防止氧化，使苹果更清脆香甜。不要在饭前吃苹果，以免影响正常的进食及消化。

苹果富含糖类和钾盐，因此肾炎及糖尿病患者不宜多食。苹果不宜与海味同食，否则易引起腹痛、恶心、呕吐等症状。

柑橘

柑橘包括橙子、柚子、柠檬、广柑、蜜橘等。柑橘类水果不仅味道鲜美，而且营养价值在水果中名列前茅，含有丰富的糖分、果酸和多种维生素。尤其是金橘皮，平均每100克橘皮含维生素C 200毫克，是果肉含量的5倍，可连皮一起食用。

橘子果肉味甘酸，性凉，入肺、胃经，具有润肺生津、理气和胃、止咳化痰等功效；橘子皮也是良药，可理气燥湿、化痰止咳、健脾和胃。

柑味甘酸，性凉，入脾、胃、膀胱经，能生津止渴、利小便、助消化。

橙子味甘、酸，性凉，具有生津止渴、开胃下气的作用。

柚子果肉味甘、酸，性寒，有健脾、止咳、解酒等功效；柚子皮味辛、苦、甘，性温，有化痰止咳、理气止痛等功效。柚子是柑橘类水果中最为寒凉的，日常容易上火的人以及热性体质者可以经常食用柚子来祛火。

柠檬味酸、甘，性平，具有止渴生津、健脾和胃、祛湿化痰的功效。

柑橘之所以呈橘红色，因为富含维生素A，饮用橘子汁后能明显减少慢性病毒性肝炎患者发展成肝癌的风险。玉米黄质是柑橘类水果中所含有一种色素，常吃柑橘可以通过补充人体内的玉米黄质而起到抗癌的作用。柑橘类水果含有丰富的生物类黄酮，能增强人体皮肤、肺、胃肠道和肝脏中某些酶的活力，将脂溶性致癌物质转化为水溶性，使其不易被吸收而排出体外。同时，它们可增强人体对重要抗癌物质——维生素C的吸收能力，新鲜柑橘的果肉中就富含维生素C，能提高机体的免疫力，阻止强致癌物质亚硝胺的形成，对防治消化道癌有一定作用。

秋冬时节，大量柑橘上市，柑橘虽然好吃，但每天别超过3个。每人每天所需的维生素C吃3个柑橘就已足够，吃多了反而对口腔、牙齿有害。同时，柑橘含有叶红质，如果摄入过多，血中含量骤增并大量积存在皮肤内，会使皮下脂肪丰富部位的皮肤，如手掌、手指、足掌、鼻唇沟及鼻孔边缘发黄。

柑橘也不能与萝卜同食，若两者经常一同食用，会诱发或导致甲状腺肿。柑橘不宜与牛奶同食，否则，柑橘中的果酸会使牛奶中的蛋白质凝固，不仅影响吸收，而且严重者还会出现腹胀、腹痛、腹泻等症状。因此，应在喝完牛奶1小时后才能吃柑橘。

杏子

杏子又名甜梅。杏是我国北方的主要栽培果树品种之一。杏果肉黄软，香气扑鼻，酸甜多汁，营养丰富，是夏季主要水果之一。

味酸、甘，性温。有小毒。入肝、心、胃经。具有润肺定喘、生津止渴、清热解毒等功效，主治口干唇燥、肺虚内燥、大便干燥等病症。

杏子中含有大量维生素B_{17}，对癌细胞具有显著杀灭作用。杏子中含有丰富的维生素A，在水果中仅次于芒果，位居第二。维生素A有修复上皮细胞及帮助人体对抗致癌物质及游离基的侵袭。其含有的扁桃苷也有抗癌活性。

每日3~5枚为宜，过食会伤及筋骨、引发老（旧）病，甚至会落眉脱发、影响视力。其中苦杏仁苷的代谢产物还会导致组织细胞窒息，严重者会抑制中枢，导致呼吸麻痹，甚至死亡。

鲜杏酸性较强，过食不仅容易激增胃酸引起胃病，还易腐蚀牙齿诱发龋齿。可将杏制成杏汁饮料或浸泡水中数次后再吃，亦可替换为经加工而成的杏脯、杏干等。

孕妇、产妇、幼儿、患者，特别是糖尿病患者，不宜吃杏或杏制品，易长疮生疖。

草莓

草莓为蔷薇科草本植物草莓的成熟果实，又叫红莓、洋莓、地莓等。草莓的外观呈心形，鲜美红嫩，果肉多汁，含有特殊的浓郁水果芳香。草莓营养丰富，富含多种有效成分，每100克鲜果肉中含维生素C 60毫克，比苹果、葡萄中的含量还高。果肉中含有大量的糖类、蛋白质、有机酸、果胶等营养物质。因为它营养价值高，特别适宜春天养生食用，所以被营养学家誉为是"春天第一果"。草莓所含营养不仅丰富，且容易被人体吸收，有极高的保健价值，故有"水果皇后"之称。

功效　味酸、甘，性凉。入肺、脾经。具有润肺健脾、清热解暑、生津止渴、利尿止泻、利咽止咳等功效，主治风热咳嗽、口舌糜烂、咽喉肿毒、便秘、高血压等病症。

草莓含有丰富的鞣酸，在体内可吸附和阻止致癌化学物质的吸收，阻止癌细胞的形成，具有防癌作用。从草莓中提取出的"草莓胺"，对预防白血病、再生障碍性贫血等血液病能起到很好的效果。最重要的是草莓富含植酸，它是一种抗氧化剂，对细胞有保护作用，能抑制癌细胞的生长，从而具有抗癌功效。经常吃草莓可抑制熏烤、霉变、腌制等食物所产生的癌变作用。在抗癌水果中，草莓的作用居于首位，癌症患者，尤其是鼻咽癌、肺癌、扁桃体癌、喉癌患者尤宜食用。

食用提示　草莓性凉，在早春不要一次吃太多，尤其是脾胃虚寒、容易腹泻、胃酸过多的人，吃草莓更要控制量，以防引起胃肠功能紊乱。另外，肺寒咳嗽（咳白痰）的人也不宜吃。

孕妇少吃。草莓中有一种草酸性物质会使胎儿在发育过程中的某种碱性物质被中和，从而会使婴儿的毛细血管发育发生障碍。

草莓不宜与酸奶或牛奶一起食用，因为草莓中的成分会影响酸奶和牛奶中钙的吸收，还会降低乳蛋白的吸收率。

草莓含酸丰富，消化系统癌症患者要慎食。尿路结石、肾功能不好的患者不宜多吃草莓，因为它含草酸钙较多，过食会加重病情。

草莓糖尿病患者亦可适量食用，但一次不可吃得太多。

草莓外皮娇嫩，生长过程中又暴露在外面，吃前一定要清洗干净，可先用淡盐水浸泡10分钟，再用清水冲洗，即可食用。

山楂

山楂为蔷薇科植物山里红或山楂的干燥成熟果实，又名红果、山里红、胭脂果。质硬，果肉薄，味微酸涩。其中，以莱西山楂口感绝佳，酸甜适度，风味独特，品质良好。

味酸、甘，性微温。入脾、胃、肝经。具有开胃消食、化滞消积、活血散瘀、化痰行气等功效，主治肉食滞积、瘕痕积聚、腹胀痞满、瘀阻腹痛、痰饮、泄泻等病症。

山楂内的黄酮类化合物牡荆素，是一种抗癌作用较强的物质，对癌细胞的生长、增殖和浸润转移均有一定的抑制作用。山楂所含的维生素C、胡萝卜素等物质能阻断并减少自由基的生成，能增强机体的免疫力，有防衰老、抗癌的作用。据研究山楂提取液不仅能阻断亚硝胺的合成，还可抑制黄曲霉毒素的致癌作用。所以，消化道癌症的高危人群应经常食用山楂，对于已经患有癌症的患者，若出现消化不良时也可用山楂、大米一起煮粥食用，这样既可助消化，又可起到辅助抗癌的作用。

山楂含有大量的有机酸、果酸、山楂酸、枸橼酸等，空腹食用，会使胃酸猛增，对胃黏膜造成不良刺激，使胃胀满、泛酸，增强饥饿感并加重原有的胃痛。生山楂中所含的鞣酸与胃酸结合容易形成胃石，很难消化掉。如果胃石长时间不能消化就会引起胃溃疡、胃出血甚至胃穿孔。因此，应尽量少吃生的山楂，尤其是胃肠功能弱的人更应该谨慎，最好将山楂煮熟后再吃。

健康的人食用山楂应有所节制，尤其是儿童，正处于牙齿更替时期，长时间贪食山楂或山楂片、山楂糕等，对牙齿生长不利。

糖尿病患者可适当食用山楂鲜果，但不宜食用山楂制

品。食用后要注意及时漱口刷牙，以防伤害牙齿。山楂
具有降血脂作用，因此血脂过低的人不宜多食。

孕妇慎食山楂，因为山楂有破血散瘀的作用，能刺激子
宫收缩，可能诱发流产。产后服用可促进子宫复原。
中医认为山楂只消不补，故服用滋补药品期间忌吃山
楂。山楂不宜与海鲜、猪肝、人参、柠檬同食。

4. 干果类食物

无花果

又名天生子、文仙果、奶浆果等。由于无花果树叶厚大浓
绿，而所开的花却很小，经常被枝叶掩盖，不易被人们发
现；当果子悄悄地在腋下露出时，花已脱落，所以人们认
为它是"不花而实"，故命名为"无花果"。无花果可食
率高，鲜果可食用部分达97%，干果和蜜饯类达100%，且
含酸量低，无硬大的种子，因此尤其适于老人和儿童食
用。无花果熟时软烂，味甘甜如柿而无核，营养丰富而全
面，含有人体必需的多种氨基酸、奎宁酸、脂肪酶、蛋白
酶等多种成分，具有很好的食疗功效。

味甘，性平。入心、脾、胃经。具有健脾化食、润肠通
便、利咽消肿等功效，主治消化不良、大便秘结、痔
疮、脱肛、疮疖、乳汁稀少、咽喉疼痛及阴虚肺热咳嗽
等病症。

无花果含有丰富的氨基酸，鲜果为1.0%，干果为5.3%，
目前已经发现18种。不仅因人体必需的8种氨基酸皆有
而表现出较高的利用价值，且尤以天冬氨酸（1.9%干
重）含量最高，对抗白血病和恢复体力、消除疲劳有很
好的作用。无花果含有大量对人体有益的成分，而不含
有易致癌的Co、Cd、Pb等无机元素，对增强机体健康
和抗癌能力有良好作用。无花果富含食物纤维，其中的
果胶和半纤维素吸水膨胀后能吸附多种化学物质，使肠

道内各种有害物质被吸附排出，净化肠道，促进有益菌类在肠道的繁殖，能起到抑制血糖上升、维持正常胆固醇含量、排除致癌物质的作用。未成熟果实的乳浆中含有补骨脂素、佛柑内酯等活性成分，其成熟果实的果汁中可提取一种芳香物质苯甲醛，两者都具有防癌抗癌、增强机体抗病能力的作用，可以预防多种癌症的发生，延缓移植性腺癌、淋巴肉瘤的发展，促使其退化，并对正常细胞不产生毒害。

 脑血管意外、脂肪肝、腹泻及正常血钾性周期性麻痹等患者不宜食用。

莲子

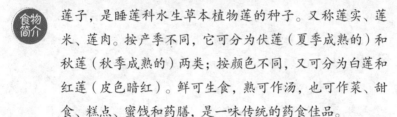 莲子，是睡莲科水生草本植物莲的种子。又称莲实、莲米、莲肉。按产季不同，它可分为伏莲（夏季成熟的）和秋莲（秋季成熟的）两类；按颜色不同，又可分为白莲和红莲（皮色暗红）。鲜可生食，熟可作汤，也可作菜、甜食、糕点、蜜饯和药膳，是一味传统的药食佳品。

味甘、涩，性温。入心、脾、肾、大肠经。具有养心安神、明目、健脾补胃、止泻固精、益肾止带、滋补元气等功效，主治心烦失眠、脾虚久泻、久痢、腰痛、男子遗精，妇人赤白带下等病症，还可预防早产、流产、孕妇腰酸。

莲子善于补五脏不足，通利十二经脉气血，使气血畅而不腐，莲子所含氧化黄心树宁碱对鼻咽癌有抑制作用。

莲子性涩，易滞气收涩敛邪，故脘腹痞胀、大便秘结者及患外感病前后慎食。尤其不能与牛奶同服，否则会加重便秘。此外，由于莲子性凉，因此即使是普通人食用也要适量，否则会损阳助湿。

血压过低的人不能吃生莲子，因为莲子心中含的生物碱有明显的降压作用。

莲子最忌受潮受热。受潮容易虫蛀，受热则莲心的苦味会渗入莲肉，因此，莲子应存于干燥处。莲子一旦受潮生虫，应立即日晒或火焙，晒后需摊晾2天，待热气散尽凉透后再收藏。晒焙过的莲子的色泽和肉质都会受影响，煮后风味大减，同时药效也受一定影响。

莲心不可与蟹、龟类同服，否则可出现某些不良反应。

核桃仁

核桃又名胡桃，是世界四大干果之一。它营养丰富，是一种高级滋补佳品，在我国古代就把核桃作为健脑食品加以应用。国外称其"大力士食品""营养丰富的坚果""益智果"，在国内则享有"长寿果""养人之宝"的美称。

味甘，性温。入肾、肺、大肠经。具有补肾固精、温肺定喘、润肠通便、消肿散毒等功效，主治肾虚不固、腰膝酸软、阳痿遗精、小便频数、肺肾气虚、咳嗽气喘、大便燥结、痔疮便血等病症。

核桃仁中所含的萘醌化合物，具有良好的抗癌功效，核桃仁中含有维生素E、硒等多种抗癌物质，这些物质协同作用，能够发挥出巨大的防癌抗癌效果。核桃仁对多种肿瘤，如食管癌、胃癌、鼻咽癌、肺癌、甲状腺癌、淋巴肉瘤等都有一定的抑制作用。此外，核桃对癌症患者还有镇痛、提升白细胞及保护肝脏等作用。

核桃仁含有较多脂肪，因此一次不宜吃得太多，否则会影响消化。核桃仁油腻滑肠，腹泻者慎食；易生痰动风助火，痰热喘嗽及阴虚有热者忌食。

5. 蕈菌类食物

香菇

香菇又称香蕈、香信、冬菇、厚菇、花菇，是世界第二大食用菌，也是世界上最早人工驯化栽培的食用菌之一。在我国民间素有"山珍"之称。其味道鲜美，香气沁人，营养丰富，享有"植物皇后"的美誉。

功效 味甘，性平、凉。入肝、胃经。具有化痰理气、益胃和中、透疹解毒、益智安神、美容等功效，主治食欲不振、身体虚弱、小便失禁、大便秘结、形体肥胖、肿瘤疮疡等病症。

香菇中的双链核糖核酸能诱导机体增强免疫细胞的活力，可杀伤病毒和抑制病毒细胞复制以及杀伤肿瘤细胞，防止细胞癌变和增殖，而对机体正常细胞组织却无不良影响。从香菇中分离出的有机物——香菇多糖，对癌细胞的抑制不同于一般抗癌药，不是直接抑制癌细胞，而是提供识别脾及肝脏中抗原的巨噬细胞，激活其活力，增强T淋巴细胞活化因子的产生，激活T辅助细胞的杀伤细胞和NK杀伤细胞的作用尤为显著。香菇多糖对肺癌、胃癌、食管癌、肠癌、宫颈癌、白血病等多种癌症有治疗作用。健康人食用香菇，免疫功能并未见有很大提高，但在癌症患者体内免疫系统受到抑制时食用香菇，其免疫细胞的活性则明显增强，显示出抑制或杀伤癌细胞的活性。

 泡发香菇时不要用热水，要先用凉水浸泡，大香菇泡2小时，小香菇泡1小时；发好的香菇要放在冰箱里冷藏才不会损失营养。泡发香菇的水不要丢弃，很多营养物质都溶在水中；如果香菇比较干净，则只要用清水冲净即可，这样可以保存香菇的鲜味。

香菇为动风之物，脾胃虚寒、气滞、痘疹后、产后慎食，顽固性皮肤瘙痒症患者忌食。个别人食用香菇后会出现头晕眼花、恶心呕吐、腹胃胀痛等食物中毒现象，有过香菇食用中毒经历的人应该尽量避免或减少对香菇的食用。

长得特别大的鲜香菇不要吃，因为它们多是用激素催肥的，大量食用可对机体造成不良影响。

香菇不宜与鹌鹑肉、鹌鹑蛋同食，面部容易长黑斑。香菇不宜与河蟹同食，两者均含有维生素D，一同食用，会使人体中维生素D含量过高，造成钙质增加，长期食用易造成结石。香菇不宜与番茄同食，香菇含有丰富的生物化学物质，会破坏番茄中的类胡萝卜素，使其营养价值降低。

猴头菇

猴头菇是食用蘑菇中的名贵品种。野生菌大多生长在深山密林中，喜欢低湿，在平原和丘陵地区很少见到。外形似猴子的头，因而得名，又像刺猬，故又称为"刺猬菌"。其肉质洁白、柔软细嫩、清香可口、营养丰富，是我国著名的八大"山珍"之一，且与海参、熊掌、燕窝并称为中国四大名菜，有"素中荤""山珍猴头、海味燕窝"之称，是一种高蛋白、低脂肪、富含矿物质和维生素的优良食品。

味甘，性平。入脾、胃、心经。具有行气消食、健脾开胃、安神益智等功效，主治食积不消、脘腹胀痛、脾虚食少、失眠多梦等病症。年老体弱者食用，有滋补强身的作用。

猴头菇含有的多糖体、多肽类及脂肪物质，能抑制癌细胞中遗传物质的合成，从而预防和治疗消化道癌症和其他恶性肿瘤；对放疗、化疗的肿瘤患者在术前食用，可起到显著的术前保护和术后康复作用。对部分肿瘤患者，还有提高细胞免疫功能、缩小肿块、延长生存期的良好效果。可用于胃癌、食管癌及其他消化道恶性肿瘤。

在烹制的时候要加入料酒或白醋进行煮制，这样做可以中和一部分猴头菇本身带有的苦味。猴头菇要经过洗涤、泡发、漂洗和烹制4个阶段，直至软烂如豆腐时营养成分才完全析出。

对菌物食品过敏者慎用。霉烂变质的猴头菇不可食用，以防中毒。

黑木耳

 黑木耳是一种营养丰富的食用菌，它的别名很多，因生长于腐木之上，其形似人的耳朵，故名木耳。又似娥蝶玉立，因为它的味道如鸡肉鲜美，故又名树鸡、木机（古南楚人谓鸡为机）；重瓣的木耳在树上相互镶嵌，宛如片片浮云，因此也有云耳之称。新鲜时软，干后成角质，色泽黑褐，质地柔软（鲜或泡后），营养丰富，可素可荤，久食不厌，它的味道非常鲜美，食用价值也很高，是传统的保健食品，营养价值与动物性食物相当。世界上称之为"中餐中的黑色瑰宝"。

味甘，性平。入胃、大肠经。具有益气、润肺、补脑、轻身、凉血、止血、涩肠、活血、强志、养容等功效，主治气虚或血热所致腹泻、崩漏、尿血、齿龈疼痛、脱肛、便血等病症。

黑木耳含有木耳多糖（AP），这是一种酸性黏多糖，可提高人体的免疫力，起到预防癌症的效果；木耳多糖对肿瘤能发生分解作用，并有免疫特性，癌症患者在使用了这种多糖之后，体内球蛋白的组成成分会显著增加，从而增强了抗体。癌症的病因之一是癌症血循环处于高凝状态，癌细胞周围有大量纤维蛋白聚集。据实验证明，木耳所含的抑制血小板聚积的水溶性低分子物质，可影响凝血过程，从而有利于癌症患者的康复。黑木耳中还含有丰富的纤维素和一种特殊的植物胶原，这两种物质能够促进胃肠蠕动，促进肠道脂肪类食物的排泄、减少食物中脂肪的吸收，从而防止肥胖；同时，由于这两种物质能促进胃肠蠕动，防止便秘，有利于大便中有毒物质的及时清除和排出，从而起到预防直肠癌及其他消化系统癌症的作用。

鲜木耳中含有一种化学名称为"卟啉"的特殊物质，人吃了鲜木耳后，经阳光照射会发生植物日光性皮炎，引起皮肤瘙痒，使皮肤暴露部分出现红肿、痒痛，产生皮疹、水疱、水肿。

干木耳烹调前宜用温水泡发，浸泡干木耳时最好换2~3遍水，才能最大限度地消除有害物质，泡发后仍紧缩在一起的部分不宜吃。

由于黑木耳有活血抗凝作用，出血性疾病、腹泻患者不宜食用，孕妇不宜多吃。性冷淡，阳痿者不宜食用黑木耳。

黑木耳不宜与田螺、野鸭同食，田螺、野鸭性寒，遇上滑利的黑木耳，不利于消化，所以不宜同食。黑木耳不宜与萝卜同食，易导致皮炎。

银耳

银耳又名白木耳、雪耳、银耳子等，由许多薄而多皱褶的扁平形瓣片组成，一般呈菊花状或鸡冠状，直径5~10厘米，柔软洁白，半透明，富有弹性。银耳含有较多的胶质，能吸收大量水分，干燥后强烈收缩呈角质状，硬而脆，呈白色或米黄色，当它吸水后又能恢复原状。银耳既是名贵的营养滋补佳品，又是扶正强壮的补药，历代皇家贵族都将银耳看做"延年益寿之品"，所以它又有"菌中之冠"的美称。

味甘、淡，性平。入肺、胃、肾经。具有补脾开胃、益气清肠、滋阴润肺等功效，主治肺热咳嗽、肺燥干咳、妇女月经不调、胃炎、大便秘结等病症，对阴虚火旺，不受参茸等温热滋补的患者是一种良好的补品。

银耳富含硒等微量元素，可以增强机体抗肿瘤的免疫力；银耳中的有效成分酸性多糖类物质，能增强人体免疫力，调动淋巴细胞，加强白细胞的吞噬能力，兴奋骨髓造血功能，还会使体细胞产生一种抑制癌细胞繁殖的干扰素，减轻化疗和放疗的毒性反应，并增强疗效。

 外感风寒、出血性疾病、糖尿病患者慎用。冰糖银耳含糖量高，睡前不宜食用，以免血黏度增高。

银耳宜用开水泡发，泡发后应去掉未发开的部分，特别是那些呈淡黄色的物质。银耳主要用来做甜菜，以汤菜为主。选用偏黄一些的银耳口感较好。变质银耳不可食用，以防中毒。熟银耳忌久放。干燥的银耳，有特殊气味。但是如果有刺鼻的味道，说明其二氧化硫的残留量较多。

银耳药性作用缓慢，需久食才有效。

草菇

 草菇起源于广东韶关的南华寺中，300年前我国已开始人工栽培，约在20世纪30年代传入世界各国，是一种重要的热带亚热带菇类，主要分布于华南地区。草菇营养丰富，味道鲜美，是世界上第三大栽培食用菌，我国草菇产量居世界之首。

味甘，性凉。入脾、胃经。具有补脾益气、清热解暑等功效，主治脾胃气弱、暑热烦渴、体质虚弱、头晕乏力等病症。

草菇含有一种异种蛋白物质，有杀灭人体癌细胞的作用。含有人体8种必需氨基酸且含量高，其他营养成分与木质类食用菌也大体相当，同样具有抑制癌细胞生长的作用，特别是对消化道肿瘤有辅助治疗作用，能加强肝肾的活力。

 适于做汤或素炒，无论鲜品还是干品都不宜浸泡时间过长。本品在菌盖和菌柄均未伸出包被、表面深灰色时质量最好，滋味最浓。

脾胃虚寒者不宜多食。

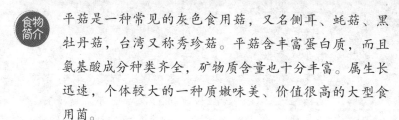

平菇

食物简介 平菇是一种常见的灰色食用菇，又名侧耳、蚝菇、黑牡丹菇，台湾又称秀珍菇。平菇含丰富蛋白质，而且氨基酸成分种类齐全，矿物质含量也十分丰富。属生长迅速，个体较大的一种质嫩味美、价值很高的大型食用菌。

功效 味甘，性温。入脾、胃经。具有补益脾胃、祛风散寒、舒筋活络等功效，主治腰腿疼痛、手足麻木、筋络不通等病症。

平菇中的蛋白多糖体、硒等对癌细胞有很强的抑制作用，能增强机体免疫功能，有很好的防癌抗癌功效。

食用提示 平菇口感好、营养高、不抢味，但鲜品出水较多，易被炒老，须掌握好火候。

金针菇

食物简介 金针菇是秋冬与早春栽培的食用菌，因其菌柄细长，似金针菜，故称金针菇，还有一种色泽白嫩的，叫银针菇。以其菌盖滑嫩、柄脆、营养丰富、味美适口而著称于世。据测定，金针菇氨基酸的含量非常丰富，高于一般菇类，尤其是赖氨酸的含量特别高，赖氨酸具有促进儿童智力发育的功能，故又名"智力菇"。

功效 味甘，性凉。入脾、大肠经。具有补肝、益肠胃、抗癌等功效，主治肝病、胃肠道炎症、溃疡、癌瘤等病症。

金针菇中含有一种叫朴菇素的物质，能增强机体对癌细胞的抗御能力，具有明显的抗癌作用。还可有效抑制肿瘤的生长，肿瘤患者常吃有助于缓解病痛，控制肿瘤生长，延长生命。

食用提示 金针菇性寒，脾胃虚寒、慢性腹泻者不宜多食；关节炎、红斑狼疮患者慎食，以免加重病情。

因为新鲜的金针菇中含有秋水仙碱，食用后，容易因氧化而产生有毒的二秋水仙碱，它对胃肠黏膜和呼吸道黏膜有强烈的刺激作用。所以食用新鲜金针菇之前，要放在冷水中浸泡2小时；烹饪时把要金针菇煮软煮熟，否则容易引起中毒。市场上出售的干金针菇或金针菇罐头，其中的秋水仙碱已被破坏，可以放心食用。

服四环素类药物、红霉素、甲硝唑、西咪替丁时忌食金针菇。因为金针菇含丰富的钙、镁离子，四环素类药物和钙离子会结合成牢固的络合物，钙、镁离子与红霉素等药物结合，可延缓和减少药物的吸收。

6. 水产类食物

沙丁鱼

食物简介 沙丁鱼，香港称沙甸鱼，又称萨丁鱼。小者长二寸，大者尺许，最初在意大利萨丁尼亚捕获而得名，古希腊文称其"sardonios"，意即"来自萨丁尼亚岛"。沙丁鱼富有惊人的营养价值，一罐沙丁鱼犹如一个营养丰富的发电站，富含磷脂即 $\omega-3$ 脂肪酸、蛋白质和钙。可防止血栓形成，对治疗心脏病有特效，是世界重要的海洋经济鱼类。

功效 味甘、咸，性温。入肝、肾经。具有补五脏、滋肝肾等功效，主治身体虚弱、气血不足、营养不良等病症。

沙丁鱼中富含一种不饱和脂肪酸，它能够有效降低乳腺癌的风险。沙丁鱼富含优质核酸，能提高人体免疫功能，降低癌变的发生率。沙丁鱼还含微量元素硒和维生素E，有益于防癌抗癌。沙丁鱼中的二十碳五烯酸（EPA）能促进细胞代谢和修复，阻止细胞异常增生，从而具有防癌作用。

食用提示 沙丁鱼属于食肉鱼，富集污染的程度较高，其中汞含量往往超标。建议每2周吃一次。

在烹调沙丁鱼时，可先将其用盐腌一下，然后再放入啤酒里煮30分钟，这样可去除沙丁鱼的腥臭味。

牡蛎

 食物简介 俗称蚝，别名蛎黄、海蛎子。为双壳类软体动物，分布于温带和热带各大洋沿岸水域，是唯一可以生食的贝类。牡蛎肉肥美爽滑，味道鲜美，营养丰富，经验证它是含锌最多的天然食品之一（每百克蚝肉锌含量高达100毫克），素有"海底牛奶"之美称。

 功效 味咸、涩，性微寒。入肝、心、肾经。具有平肝潜阳、镇惊安神、软坚散结、收敛固涩等功效，主治心神不安、惊悸怔忡、失眠多梦、肝阳上亢、头晕目眩、痰核、瘰疬、瘿瘤、癥瘕积聚、滑脱等病症。

当牡蛎肉进入人体后，能使人体细胞内的谷胱甘肽增加2倍，谷胱甘肽能迅速消除致癌的重要因子活性氧，进而起抗癌作用；牡蛎肉能增强自然杀伤细胞的活性，可更有效地直接杀伤癌细胞；牡蛎肉富含锌，它是人体内多种酶的激活剂，也是免疫系统必不可少的物质。

 食用提示 急慢性皮肤病患者忌食；脾胃虚寒、慢性腹泻者不宜多吃。多服久服，易引起便秘和消化不良。与啤酒同食易发痛风。

尽量不要生食，易传染寄生虫。

文蛤

食物简介 文蛤俗称"花蛤"，因贝壳表面光滑并布有美丽的红、褐、黑等色花纹而得名。文蛤主要产于沿海一带，其经济价值高、营养丰富、肉质鲜美，是贝类海鲜中的上品，素有"天下第一鲜"的美称。

功效 味咸，性平。入肾经。具有清热利湿、化痰、散结等功效，主治口渴烦热、咳逆胸痹、瘰疬、痰核、崩漏、痔瘘等病症。

现代医学认为文蛤软体的提取物对癌细胞有抑制作用。尤其对艾氏瘤型、肝癌腹水型和肝癌实体型有较高的抑制率。

在购买时，一定要买活的，如果可能最好自己挑选。以食用新鲜的为首选，最好现吃现买，吃多少买多少，不要一次买太多。文蛤买回家后，用清水反复清洗几次，然后放入大碗中，盛满清水，放入一勺盐，浸泡半小时让文蛤吐沙。

食用海鲜时，一定要注意高温加工，煮熟才能食用。出锅前淋入一点香醋，可以给文蛤去腥提鲜。

干贝

干贝是由扇贝的裙边风干制成，其味道、色泽、形态与海参、鲍鱼不相上下。干贝含丰富的谷氨酸钠，味道极鲜，与新鲜扇贝相比，腥味大减。古人曰："食后三日，犹觉鸡虾乏味。"可见干贝之鲜美非同一般。

味甘、咸，性平。入肝、肾、脾经。具有滋阴补肾、和胃调中等功效，主治头晕目眩、咽干口渴、虚痨咯血、脾胃虚弱等病症。

干贝的抗癌作用与其含糖蛋白和硒有关。干贝中的糖蛋白能破坏癌细胞生长，增强人体免疫功能，提高巨噬细胞的吞噬功能，及时清除体内发生癌变的细胞，从而降低癌症发生率。丰富的硒有预防胰腺癌、大肠癌的作用。

过量食用会影响肠胃的运动消化功能，导致食物积滞，难以消化吸收。干贝所含的谷氨酸钠是味精的主要成分，可分解为谷氨酸和酪氨酸等，在肠道细菌的作用下，转化为有毒、有害物质，会干扰大脑神经细胞的正常代谢，因此一定要适量食用。

干贝蛋白质含量高，多食可能还会引发皮疹。儿童、痛风病患者不宜食用。

干贝与香肠不能同食。干贝含有丰富的胺类物质，香肠含有亚硝酸盐，两种食物同时吃会生成亚硝胺，对人体有害。

干贝烹调前应用温水浸泡涨发，或用少量清水加黄酒、姜、葱隔水蒸软，然后烹制入肴。要选购颜色鲜黄的干贝，不能转黑或转白，有白霜的鲜味较浓。

鲍鱼

 食物简介 鲍鱼是一种原始的海洋贝类，又名镜面鱼、耳贝。为单壳软体动物，只有半面外壳，壳坚厚，扁而宽。分布于东海和南海，它栖息于海底的岩礁上，需潜水捕捞。鲍鱼是中国传统的名贵食材，肉质鲜美，营养丰富，是海产八珍之一，也是四大海味之首。素有"海珍之冠"的美誉。

功效 味甘、咸，性平。入肝经。具有滋阴清热、补肝益肾、调经通乳等功效，主治阴虚内热、肺虚咳嗽、月经不调、病后体弱等病症。

鲍鱼含有多种有独特功能的物质，有鲍灵素Ⅰ、鲍灵素Ⅱ和鲍灵素Ⅲ。这几种物质能够破坏癌细胞所必需的代谢物质，对癌细胞有较强的抑制作用；鲍鱼富含球蛋白，能有效提高免疫功能；还含有鲍鱼多糖，能通过激活巨噬细胞和T细胞，直接或间接地促进细胞毒因子的释放，杀伤肿瘤细胞，从而抑制肿瘤细胞的生长，发挥其抗肿瘤作用，鲍鱼多糖与其他抗癌药合用，可增强抗癌效果；鲍鱼的抗癌功能还得益于它含有大量的硒、锌、钙、镁等物质，这几种元素既是维持生命、强身健体的营养物质，又具有防癌抗癌特性。

 食用提示 鲍鱼一定要烹透，不能吃半生不熟的。鲍鱼是高蛋白食物，难消化，脾胃功能较弱者饮汤为宜。糖尿病患者可用鲍鱼作辅助治疗，但必须配药同炖，才有疗效。

痛风患者及尿酸高者不宜吃鲍肉，只宜少量喝汤；感冒发热或阴虚喉痛的人忌食。素有顽癣痼疾之人忌食。鲍鱼忌与鸡肉、野猪肉、牛肝同食。

对虾

对虾为广温广盐性海产动物，因为个体大，通称大虾。对虾虾壳薄，光滑透明，体长而侧扁，整个身体分头胸部和腹部两部分。肉质细嫩，味道鲜美，营养丰富，并含有多种维生素及人体必需的微量元素，是高蛋白营养水产品，被广泛用于各种菜肴的制作。

味甘、咸，性温。入肾、脾经。具有补肾壮阳、益气通乳、养血固精、化瘀解毒、通络止痛、开胃化痰等功效，主治肾虚阳痿、遗精早泄、乳汁不通、筋骨疼痛、手足抽搐、全身瘙痒、皮肤溃疡、身体虚弱和神经衰弱等病症。

对虾富含微量元素硒，硒是一种人体必需的抗癌、防癌的微量元素。它对黄曲霉毒素等致癌物具有破坏作用，能抑制体内主要的致癌和衰老因素——自由基的生成，并能提高全身免疫功能。对铅、锡等对人体有害的金属毒性物质具有拮抗作用。

对虾忌与某些水果同吃。因为对虾含有比较丰富的蛋白质和钙等营养物质。如果与含有鞣酸的水果，如葡萄、石榴、山楂、柿子等同食，不仅会降低蛋白质的营养价值，而且鞣酸和钙离子结合形成不溶性结合物刺激肠胃，引起人体不适，出现呕吐、头晕、恶心和腹痛、腹泻等症状。如同吃至少应间隔2小时。

对虾为动风发物，患有过敏性鼻炎、支气管炎、皮肤疥癣者及正值上火之时忌食。

腐败变质虾不可食。色发红、身软的对虾不新鲜，尽量不吃；虾背上的虾线应挑去不吃。

海参

海参是海洋软体动物，距今已有六亿多年的历史，全身长满肉刺，因其补益作用类似人参而得名。又名刺参、海鼠、海黄瓜，是一种名贵海产动物。海参肉质软嫩，营养丰富，滋味腴美，风味高雅，是久负盛名的佳肴，同鲍鱼、燕窝、鱼翅齐名，是世界八大珍品之一。

味甘、咸，性温。入肺、肾、大肠经。具有补肾益精、养血润燥、止血等功效，主治精血亏损、虚弱劳怯、阳痿、梦遗、肠燥便秘等病症。

在海参的体壁、内脏和腺体等组织中含有大量的海参毒素，又叫海参皂苷。海参毒素是一种抗毒剂，对人体安全无毒，但能抑制癌症诱发的新生血管形成，增强癌症患者免疫力，有效抑制肿瘤细胞的生长与转移，起到防癌、抗癌作用，临床上已广泛应用于各种癌症及手术后患者的治疗。

买回泡发好的海参后应反复过水冲洗，以免残留的化学成分危害健康。海参发好后适合红烧、葱烧、烩等烹调方法。发好的海参不能久存，最好不超过3天，存放期间用凉水浸泡，每天换水2～3次，不要沾油，或放入冰箱冷藏室中；如是干货保存，最好放在密封的容器中，防潮。

海参性滑利，急性肠炎、腹泻、感冒、咳嗽痰多者忌食。

海参不宜与醋同食。酸性环境会让胶原蛋白的空间结构发生变化，蛋白质分子出现不同程度的凝集和紧缩。海参不宜与葡萄、柿子、山楂、石榴、青果等水果同吃，同时食用，不仅会导致蛋白质凝固，难以消化吸收，还会出现腹痛、恶心、呕吐等症状。

海带

海带是褐藻的一种，生长在海底的岩石上，形状像带子，又名昆布、江白菜。营养价值很高，被人们称为"健康食品"和"长寿菜"，常吃能祛病强身，它是迄今为止人类发现的含碘量最高的食品，所以也有"海上之蔬""含碘冠军"之称。

味咸，性寒。入肝、胃、肾经。具有消痰软坚、泄热利水、止咳平喘、祛脂降压、散结抗癌等功效，主治瘿瘤、瘰疬、疝气下坠、咳喘、水肿、高血压、冠心病、肥胖病等病症。

海带与裙带菜等褐藻类含有一种黏性多糖——岩藻质，它具有很强的抗癌作用，能诱发对白血病、大肠癌、胃癌等癌细胞过敏毒素的产生，诱导癌细胞凋亡。此外，岩藻多糖还是极好的食物纤维，能促进胃肠蠕动，防止便秘和大肠癌的发生。海带是碱性食品，含钙量较高，钙是防止血液酸化的重要物质，有助于防癌。

孕妇和乳母每日摄入量最多不可超过20克，因为海带中的碘会随血液进入胎儿或婴儿体内，引起甲状腺功能障碍。脾胃虚寒、身体消瘦者、甲亢患者忌食。

吃海带后不要马上喝茶，也不要立即吃富含维生素C的水果，否则不利于营养素的吸收。

由于全球水质的污染，海带中很可能含有有毒物质——砷，所以烹制前应先用清水浸泡两三小时，中间换一两次水，但不要浸泡时间过长，最多不超过6小时，以免水溶性的营养物质损失过多。

带鱼

带鱼又叫刀鱼、牙带鱼，其体型正如其名，侧扁如带，呈银灰色，头尖口大，到尾部逐渐变细，好像一根细鞭，头长为身高的2倍，全长1米左右。它是我国四大海产经济鱼之一，分布于我国的东海、南海、黄海。带鱼肉质肥嫩，细腻鲜美，刺少，容易消化，是一种物美价廉的大众食品。

 味甘、咸，性温。入肝、脾经。具有补脾益气、养血补虚、润肤美发等功效，主治脾胃虚弱、消化不良、皮肤干燥、头发枯黄等病症。

带鱼含有丰富的维生素A和视黄醇，维生素A对黄曲霉毒素和苯并芘等致癌物有抑制作用，从而可以预防癌症。带鱼全身的鳞和银白色油脂层中还含有一种抗癌成分6-硫代鸟嘌呤，对急性白血病有较好疗效，同其他抗癌药配合可治疗胃癌、淋巴癌、绒毛膜上皮癌。

带鱼属动风发物，凡患有支气管哮喘、疥疮、湿疹等皮肤病或皮肤过敏者忌食。

带鱼忌用牛油、羊油煎炸。带鱼腥气较重，宜红烧、糖醋。带鱼不可与甘草、荆芥同食。

甲鱼

 甲鱼卵生，两栖爬行动物，俗称鳖、团鱼。甲鱼味道鲜美，营养价值极高，是餐桌上的美味佳肴，上等筵席的优质材料，还可作为重要中药材料入药。

味甘、咸，性平。入肝经。具有滋阴凉血、补益调中、补肾健骨、散结消痞等功效，主治身虚体弱、肝脾肿大、小儿惊痫等病症。

甲鱼肉中含有的龟蛋白有抗癌作用，能提高血浆蛋白的功能，增强癌症患者机体的抵抗力，消除肿块。能有效地预防和抑制肝癌、胃癌、急性淋巴细胞性白血病，并用于防治因放疗、化疗引起的虚弱、贫血、白细胞减少症等。

甲鱼对一些癌肿的症状，还能起到辅助治疗作用。例如，它可以"去热"，是指癌肿患者有癌性发热时，也可食用而不必禁忌。它对"崩漏、血癖"颇有益处，因此妇科癌肿患者也可食用。

甲鱼含高蛋白质和脂肪，特别是它的边缘肉裙部分还含有动物胶质，不容易消化吸收，一次不宜吃得太多。

甲鱼滋腻，久食败胃伤中，导致消化不良，故食欲不振、消化功能减退、孕妇或产后虚寒、脾胃虚弱腹泻之人忌食；肝炎患者食用会加重肝脏负担，严重时可诱发肝昏迷，故应少食。

甲鱼肉的腥味较难除掉，光靠洗或加葱、姜、酒等调料，都不能达到令人满意的效果。在宰杀甲鱼时，从甲鱼的内脏中捡出胆囊，取出胆汁，待将甲鱼洗净后，将甲鱼胆汁加些水，涂抹于甲鱼全身，稍待片刻，用清水漂洗干净，就能起到良好的去腥效果。甲鱼胆汁不苦，不用担心会使甲鱼肉变苦。

死甲、变质的甲鱼不能吃；煎煮过的鳖甲没有药用价值。

生甲鱼血和胆汁配酒会使饮用者中毒或罹患严重贫血症。甲鱼不宜与桃子、苋菜、鸡蛋、猪肉、兔肉、薄荷、芹菜、鸭蛋、鸭肉、芥末、鸡肉、黄鳝、蟹一同食用。

龟

龟是现存最古老的爬行动物，俗称乌龟，特征为身上长有非常坚固的甲壳，受袭击时龟可以把头、尾及四肢缩回龟壳内。大多数龟均为肉食性，以蠕虫、螺类、虾及小鱼等为食，亦食植物的茎叶。龟通常可以在陆上及水中生活，亦有长时间在海中生活的海龟。龟亦是长寿的动物，自然环境中有超过百年寿命的。

味甘，性平。入肝、肾经。具有滋阴壮阳、祛湿解毒、防癌抗癌、益肝润肺、益阴补血等功效。龟肉治湿痹、风痹、筋骨疼痛、久年寒咳、夜多小便、小儿遗尿、痔疮下血、血痢、子宫脱垂等病症；龟板治阴虚不足、骨蒸劳热、筋骨疼痛、小儿囟门不合及头疮、妇女胎前产后痢疾、女子赤白带下、阴痒等病症。

乌龟肉营养丰富，含丰富的蛋白质、矿物质等，乌龟蛋白有一定的抗癌作用，能抑制肿瘤细胞，并可增强机体免疫功能。

 乌龟滋阴力比鳖强，但鲜味不如鳖肉好，一般加少许盐清蒸食之效果甚佳。

常见致癌食物黑名单

饮食被现代的科学家认为是对付癌症最有力的武器之一，美国国家癌症研究所公布的资料显示正确的饮食能有效阻止或预防癌症。癌症的发生需要一段相当长的时间，一般从一个突变细胞生长为一个恶性肿瘤所经历的时间平均为10～30年，在这漫长的岁月里，在你不经意中，你的饮食可能在慢慢发挥着它的防癌或致癌作用。具体的作用机制可能十分复杂，但也有很多因素的共同作用。正确的饮食可以激活人体的解毒机制，可以预防细胞的基因突变，可以关闭致癌病原体的破坏开关。食物中的抗氧化剂，如维生素，可以清除致癌物，甚至可以修复其造成的细胞损伤；正确饮食还可以使已具一定危险性的增生性良性肿瘤向正常的方向转化。

专家建议以植物性为主、动物性为辅的防癌健康食谱包括：每天300克谷类食物（其中1/3为豆类、1/3为面粉类）；500克蔬菜，其中必须有300克绿叶菜；200克动物性食物，如鱼类、禽类、蛋类、瘦肉；250克牛奶；50克黄豆制品。

此外，可用食疗适当补充抗氧化营养素，如维生素C、胡萝卜素，多吃含有维生素E、植物活性物质的种子、硬壳类食品及含有多酚类的茶叶，含有黄酮类的山楂、枸杞子、银杏、大豆、灵芝等，可增强免疫力，预防癌症。

营养学专家表示，合理的膳食结构、保持良好的营养和抗氧化状况是防治癌症的有效措施。而长期饮食不当也是导致癌症的主要因素之一。现列出致癌食物的黑名单，仅供日常饮食之参考。

腌制食品：咸鱼产生的二甲基亚硝酸盐，在体内可以转化为致癌物质二甲基亚硝胺。咸蛋、咸菜等同样含有致癌物质，应尽量少吃。

烧烤食物：烤牛肉、烤鸭、烤羊肉、烤鹅、烤乳猪、烤羊肉串等，因含有强致癌物不宜多吃。

熏制食品：如熏肉、熏肝、熏鱼、熏蛋、熏豆腐干等含苯并芘，常食易患食管癌和胃癌。

油炸食品：煎炸过焦后，产生致癌物质多环芳烃。咖啡烧焦后，苯并芘会增加20倍。油煎饼、炸臭豆腐、煎炸芋角、油条等，因多数是使用重复多次的油，高温下会产生致癌物。

霉变物质：米、麦、豆、玉米、花生等食品易受潮霉变，被霉菌污染后会产生致癌毒素——黄曲霉毒素。

隔夜熟白菜和酸菜：会产生亚硝酸盐，在体内会转化为亚硝胺。

槟榔：嚼食槟榔是引起口腔癌的一个因素。

反复烧开的水：反复烧开的水含亚硝酸盐，进入人体后生成致癌的亚硝胺。

第三部分

中医调养方法

中医对肿瘤的认识

中医对肿瘤的认识，历史悠久，早在周朝就认识到恶性肿瘤的一些特点。而"癌"字的记载首见于宋代的《卫济宝书》：外感六淫（风、寒、暑、湿、燥、火）、七情内伤（喜、怒、忧、思、悲、恐、惊）、饮食劳倦等引起阴阳失衡、脏腑失调，产生气滞、痰饮、血瘀等，留滞于人体，形成积、瘤（留）、癌（岩）。认识到"癌者，上高下深，岩穴之状，颗颗累垂，毒根深藏"。西医学认为，恶性肿瘤是由于多种原因致使人体基因突变、免疫失衡等导致组织细胞的异常增生。恶性肿瘤具有侵蚀、转移的特点。中医与现代西医学在癌症认识方面有很多机制是相同的，只是表述方式不太一样而已。

中医学非常重视人体本身的统一性和完整性，认为人体是一个有机的整体，构成人体的各个组成部分之间，在结构上不可分割，在功能上相互协调、相互为用，在病理上相互影响。当人体某个环节的平衡出现紊乱，则会引起全身的生理病理变化，而全身的病理变化又可表现于局部，恶性肿瘤就是全身疾病在局部的表现。恶性肿瘤的产生不外乎内因、外因和不内外因。内因主要是人体正气虚衰、脏腑失调以及七情内伤；外因主要为六淫之邪和疫毒之邪；不内外因则指饮食不节和劳逸损伤。

肿瘤的中医食疗原则

利用饮食预防和治疗疾病，在我国已有悠久的历史。中医饮食疗法对于肿瘤患者来说，应把握好以下三个基本原则。

1. 平衡膳食营养，注重扶正补虚

癌症患者"内虚"是疾病发生、发展过程中的主要矛盾。因虚而致癌，因癌而致虚，虚中夹实，以虚为本。食疗的目的是保证癌症患者有足够的营养补充，提高机体的抗病能力，促进患者的康复，应以扶正补虚为总原则。对癌症患者的食疗应做到营养化、多样化、均衡化。失之偏颇，则有害无益。

2. 熟谙食物性味，注重辨证施食

癌症与其他疾病一样，患者都有阴阳偏胜、寒热虚实之不同。食物也有寒热温凉、辛甘苦酸咸四气五味之别。热证宜寒凉，寒证宜温热；五味入口，各有所归，甘入脾，辛入肺，咸入肾，苦入心，酸入肝。临床上，食疗必须符合辨证施治原则，要因病而异，因人而异，不能千篇一律。如为毒热壅盛、邪火内炽之证，患者症见热象，就不能投以温热性的食物，如龙眼、荔枝、鹿肉、人参、羊肉、狗肉、大虾等，而应给予有清热解毒作用的食品，如鱼腥草、马齿苋、荠菜、鸭肉、芦根、芦笋等。又如患者手术后，脾胃虚弱而食少、腹胀、便溏，则应以健脾和胃的食物加以调补，如山药、茯苓、莲子、鸡内金、麦芽等。再如放疗期间或放疗以后，由于热毒伤阴，症见口干咽燥，舌苔光剥，脉细数，应多食甘寒养阴生津之品，如茅根汁、荸荠汁、梨汁等，而忌香燥、脍炙、辛辣、烟酒等刺激物。肺癌患者如见咳嗽、咳痰、痰中带血等，属阴虚痰热内蕴，则应忌劫阴生痰的辛辣、鱼腥发物，以及壅气类食物；肝、胃、腹腔内各种恶性肿瘤并发腹胀、腹水时，宜多食淡渗利尿的食物，忌壅气类食物，如芋芳、番薯、洋葱、南瓜之类。总之，要注意辨证取食，合理食疗。

3. 选择抗癌食品，力求有针对性

药食同源，部分食品兼具食疗抗癌作用，可有针对性地选择应用。对消化系统肿瘤有益的食物有韭菜、莼菜、卷心菜、墨菜、百合、刀豆等。其中刀豆味甘、性温，具有温中下气、补肾健脾的功能，民间用其配丁香、柿蒂治疗食管癌、胃癌、肝癌等；实验已证实其对致癌病毒引起的小鼠移植性肿瘤有抑制作用。日常生活中的食物如大蒜、豆制品、绿茶等，也都是抗癌良药。现代的一些研究表明，许多食物对防治癌症有益。如鹅血对肺癌、胃癌、淋巴瘤、鼻咽癌等恶性肿瘤能改善症状，升高白细胞，现已研制成片剂；薏苡仁含有薏苡仁脂，对癌细胞有明显抑制作用，临床常用于肺癌、肠癌、宫颈癌、绒毛膜上皮癌等；绿豆配甘草与化疗药同用，有清凉解毒而降低副作用的功用；昆布、海藻、紫菜治疗甲状腺肿瘤、颈部肿瘤及肺部肿瘤能软坚散结；香菇、莼菜、龙眼等均有不同程度的提高免疫力作用；白扁豆可提高鼻咽癌患者淋巴细胞转化率；从海参中提取的海参多糖能抑制乳腺癌细胞DNA，且有保护肝功能作用。此外，尚有较多品种如无花果、地耳、杏仁、荸荠、乌梅、百合、银耳、黄精、蚌肉、田螺、山雀、燕窝等，都有抗癌效果。

常见肿瘤的饮食宜忌与药膳

（一）鼻咽癌

鼻咽癌是指发生于鼻咽黏膜的恶性肿瘤。鼻咽癌早期症状多不典型，又无规律，往往先以邻近器官的病变出现，故很容易发生误诊和漏诊。鼻咽癌的发病有显著的地区性和民族特点，我国广东、广西、福建、湖南等地为多发区，据世界卫生组织（WHO）的粗略估计，世界上80%左右的鼻咽癌发生在我国，尤其在广东省其发病率较高。

（1）本病宜多食食品

① 宜多吃具有抗鼻咽癌作用的食物，如大叶菜、芋艿、魔芋、黄瓜、蒲公英、猕猴桃、蛇肉、淡菜。

② 宜食具有防护化疗、放疗副作用的食物，如无花果、茄子、核桃、绿豆、赤豆、葵花子、油菜、柿饼、乌梅、西瓜、黄瓜、南瓜、芦笋、柠檬、大枣、泥鳅、蟹、鸡血、鳗鱼、青鱼、海蜇、猪脑、羊脑、鸭血、鹅血、海参。

③ 宜食具通窍解毒、除痰散结作用的食物，如甜杏仁、黄精、石斛、大枣、生板栗、绿豆汤、荸荠、山楂、鲤鱼等。

④ 出血时可加用止血食物等，如茅根汁、芦根、大生地、白萝卜、白梨等。

（2）本病应忌食食品

① 忌烟、酒及辛辣刺激性食物。

② 咯血时忌燥热性食物，如韭菜、葱蒜、桂皮及油煎食物。

③ 忌肥腻食物。

还可选用以下食疗方。

鸡蛋壁虎

原料　鸡蛋2枚，壁虎1条，葱花、油、盐各适量。

做法 将壁虎用沸水烫死，剖腹去内脏，洗净，焙干研为末。将鸡蛋去蛋清，取蛋黄与壁虎末加油、盐炒至熟，放入葱花拌匀即可食，每日2次。

功用 化痰通窍。适用于痰气凝结证。

乳香血竭散

原料 鲫鱼1条约250克，血竭、乳香各10克。

做法 将鲫鱼去内脏后，把乳香、血竭塞入鱼腹，烧存性研末，每日晨起服10g，用黄酒调服。

功用 行气活血，清热化痰。适用于气滞血郁、痰热郁肺证。

丹田蛋

原料 丹参10克，田七片5克，鸡蛋2个。

做法 加水适量同煎，熟后剥去蛋壳，取蛋再煮片刻，去药渣，吃蛋饮汤。

功用 行气活血。适用于气滞血郁证。

甲鱼枸杞汤

原料 甲鱼500克，猪瘦肉150克，枸杞子30克，盐适量。

做法 将枸杞子洗净，猪瘦肉切细，甲鱼去内脏、切块。将上述原料放入锅内，加适量冷水炖熟，撒上盐调味，即可食用，分2天服完。

功用 滋阴润肺。适用于肺阴亏虚证。

青梅八宝饭

原料 糯米500克，白糖100克，薏苡仁、白扁豆、莲子肉（去心）、核桃肉、龙眼肉各50克，糖青梅25克，大枣20个，猪油适量。

做法 先将糯米淘洗，放入盆中加水蒸熟备用。取大碗1个，内涂上猪油，碗底摆好糖青梅、龙眼肉、大枣、核桃肉、莲子肉、白扁豆、薏苡仁，最后放入熟糯米饭，上蒸锅蒸20分钟，把八宝饭扣在大圆盘中，再用白糖加水熬汁，浇在饭上即可，常食之。

功用 健脾补肺。适用于鼻咽癌放疗后咽痛、腹泻者。

无花果炖肉

原料 鲜无花果120克（干品60克），瘦猪肉120克，食盐、调料各适量。

做法 无花果、猪肉分别洗净切块，同放碗内，加适量食盐、开水、调料，置锅中隔水蒸熟至肉烂，喝汤吃肉。

功用 健脾和胃，消肿解毒。适用于鼻咽癌放疗后口干咽痛者。

山药莲薏汤

原料 山药30克，莲子（去心）30克，薏苡仁30克，白糖少许。

做法 上药加水适量，慢火炖熟，加白糖少许。每日1次，量不限，连服15天。

功用 健脾益气，清心安神。适用于各期鼻咽癌属脾虚者。

养津饮

原料 雪梨干、芦根各50克，天花粉、玄参、荠菜各25克，麦冬、生地黄、桔梗各15克，杭白菊20克。

做法 同煎去渣取汁。每日1次，分2次温服。

功用 滋阴生津，凉血利咽。适用于鼻咽癌津液亏损、口舌干燥者。

金银花露

原料 金银花50克（鲜品加倍），蜂蜜50克。

做法 将金银花加清水2碗，加盖，小火煎煮取汁一碗，趁热加蜂蜜，滚开后撤火，冷藏储存。每次服2汤匙，每日2～3次。

功用 疏风散热，和中润肺。适用于鼻咽癌津液亏损、口舌干燥者。

花粉川贝炖瘦肉

原料 天花粉、川贝母各9克，紫草根30克，瘦肉60克，食盐适量。

做法 前3味煎汤去渣后，加瘦肉炖熟，加食盐调味服食。每1～2天1剂，连服20～30天。

功用 生津止血。适用于鼻咽癌经常涕血、咽干者。

猪鼻寄生汤

原料 猪鼻1个，刺桐树寄生、苦楝树寄生、黄皮果树寄生各30克（诸寄生以鲜品为佳），葱白30克。

做法 同煮至肉烂汤浓。喝汤吃猪鼻，隔日1剂，连服10剂为1个疗程。

功用 扶正补虚，解毒通窍。适用于鼻咽癌伴有鼻塞和颈部淋巴结肿块者。

芦笋茶

原料 鲜芦笋100克，绿茶3克。

做法 先将鲜芦笋洗净，切成1厘米的小段；沙锅加水后，中火煮沸，放入芦笋小段，加入用纱布袋包裹的绿茶，煎煮20分钟，取出茶叶即成。代茶饮，分上、下午2次，频频饮服，芦笋段可同时嚼食。

功用 润肺祛痰，解毒抗癌。适用于鼻咽癌、肺癌、食管癌、乳腺癌、宫颈癌等癌症。

（二）肺癌

肺癌是指发生于各级支气管上皮细胞及细支气管肺泡上皮细胞的恶性肿瘤。临床以咳嗽、咳血痰或咯血、胸痛、发热等为主要表现，随病情的进展还会有淋巴结和脏器转移及由转移所造成的相应的临床表现。肺癌起病隐匿，早期常因无明显症状而漏诊，并有易转移、易复发、预后差等特点。

（1）本病宜多食食品

① 宜多食具有增强机体免疫力、抗肺癌作用的食物，如薏苡仁、甜杏仁、菱、牡蛎、海蜇、黄鱼、蟹、蚶、海参、茯苓、山药、大枣、四季豆、香菇、核桃、甲鱼。

② 咳嗽多痰者宜吃白果、萝卜、芥菜、杏仁、橘皮、枇杷、橄榄、橘饼、海蜇、荸荠、海带、紫菜、冬瓜、丝瓜、芝麻、无花果、松子、核桃、淡菜、罗汉果、桃、橙、柚等。

③ 发热者宜吃黄瓜、冬瓜、苦瓜、莴苣、茄子、百合、苋菜、荠菜、石花菜、马齿苋、梅、西瓜、菠萝、梨、柿、橘、柠檬、橄榄、桑葚、荸荠、鸭、青鱼。

④ 咯血者宜吃青梅、藕、甘蔗、梨、海蜇、海参、莲子、菱、海带、荞麦、黑豆、豆腐、荠菜、茄子、牛奶、鲫鱼、龟、鲩鱼、乌贼、黄鱼、甲鱼、牡蛎、淡菜。

⑤ 胸痛者宜吃鲨、油菜、丝瓜、猕猴桃、核桃、荞麦、杨桃、杏仁、茄子、桃、芥菜、鹌鹑、金橘、蟹、橙、鲫鱼。

（2）本病应忌食食品

① 忌多吃糖：尤其少吃精白糖，否则会削弱机体的抗癌、抗病能力。

② 忌摄入盐过多：过多钠盐会抑制免疫系统，使白细胞减少。每天摄盐不能超过5克。

③ 忌吃烟熏、烧烤食物：其多含有3,4-苯并芘，会引发或加重肺癌病情。

④ 不宜吃腌制食品：因其常含致癌性霉菌和致癌性化合物亚硝胺，不仅易致胃癌，也会诱发肺癌。

⑤ 忌辛辣食物：如辣椒、胡椒和八角等，食之会导致阴虚或加重病情。

⑥ 忌饮酒与咖啡：否则会增加癌症易感性，加速癌变进程。

⑦ 忌高脂肪食物：高血脂、肥胖会削弱激素作用，限制机体免疫监视功能，增加体内镁的排出，易致肿瘤或加剧病情。

还可选用以下食疗方。

萝卜粥

原料 白萝卜150克，胡萝卜60克，粳米60克，猪肉末30克，盐、味精、麻油各适量。

做法 白萝卜及胡萝卜洗净切丝，与粳米、猪肉同入锅内，加清水上火煮成粥后，加盐、味精、麻油调味。每日分3次服食，连服3～4周。

功用 宽中消积，降气化痰。适用于肺癌咳嗽痰多、胸闷者。

杏仁半夏米仁粥

原料 甜杏仁15克，法半夏15克，薏苡仁60克。

做法 加水适量煮粥，去渣。

功用 化痰除浊。适用于肺癌咳嗽、痰多者。

胡杏银耳汤

原料 胡萝卜60克，杏仁15克，银耳15克。

做法 将上料入锅，加清水煎沸成汤。喝温热汤，吃胡萝卜、银耳。每日1次，可常服。

功用 温中润肺，散结化瘀。适用于肺癌痰瘀互结证。

冬瓜皮蚕豆汤

原料 冬瓜皮60克，冬瓜子60克，蚕豆60克。

做法 将上述食物放入锅内加水3碗，煎至1碗，再加入适当调料即成，去渣，饮用。

功用 除湿，利水，消肿。适用于肺癌有胸水者。

无花果粥

原料 鲜无花果30克，粳米50克，冰糖适量。

做法 粳米洗净按常法煮粥，粥将成时加入去皮无花果略煮，加入冰糖即可。佐餐食用，连服20日。

功用 润肺解毒。适用于肺癌热毒壅肺者。

枇杷叶粥

原料 枇杷叶15克，粳米100克，冰糖少许。

做法 枇杷叶煮浓汁，去渣，入粳米煮粥，粥好后加冰糖即可服食。

功用 止咳化痰，清热止血。适用于肺癌咯血者。

鱼腥草赤豆米仁粥

原料 鱼腥草30克，赤豆30克，薏苡仁60克。

做法 加水适量煮粥，去渣食用。

功用 清热解毒。适用于肺癌咳黄黏、血痰者。

杏仁白皮粥

原料 甜杏仁10枚，牛乳100毫升，大枣5枚，桑白皮10克，生姜3克，粳米50克。

做法 杏仁用水浸泡，去皮尖，加入牛乳绞取汁液；大枣去核，生姜切片，备用。先煮桑白皮、生姜、大枣，煎取汤液，加米煮粥，临熟时点入杏仁汁，再继续煮至粥成。每日食用2次。

功用 止咳平喘，补中养胃，防癌抗癌。适用于肺癌之咳嗽气喘、咽干口渴者。

黄芪百合米仁粥

原料 黄芪30克，百合30克，薏苡仁60克。

做法 加水适量煮粥，去渣食用。

功用 益气养阴。适用于肺癌之干咳、咽干口渴者。

阿胶地黄粥

原料 阿胶、鲜地黄各30克，糯米50克，白蜜适量。

做法 将阿胶捣碎炒成黄色后，研为细末。地黄切成片，待水
沸时与糯米同煮成粥，临熟前加入阿胶末，搅匀，再
加白蜜煮熟，即可食用。每日1剂，晨起或临睡前均可
服用。

功用 滋阴润肺。适用于肺癌之干咳少痰、咽干口渴者。

甲鱼川贝汤

原料 甲鱼1只，川贝母6克，鸡汤500克，生姜、食盐、花椒
各适量。

做法 将甲鱼杀后，去壳、头、爪，切成块，放入沙锅中，加
入川贝母、生姜、食盐、花椒、鸡汤和适量清水一并炖
煮，先用大火烧沸后，再用小火慢炖，至熟烂后调味即
可。食甲鱼、饮汤。可佐餐服食，亦可单独食用，隔2
日1剂，每剂分2次食完，连服3～5剂。

功用 养阴清热，润肺止咳。适用于肺癌之咳嗽痰少，口干少
饮，舌红少苔，脉细弱者。

甘草雪梨煲猪肺

原料 甘草10克，雪梨2个，猪肺约250克，冰糖少许。

做法 梨削皮、切成块；猪肺洗净、切成片，挤去泡沫，梨、
猪肺与甘草同放沙锅内，加少许冰糖、适量清水，用小
火熬煮3小时后服用。喝汤，食猪肺。每日1次。

功用 润肺除痰。适用于肺癌之咳嗽少痰，口干，盗汗，舌红
少苔，脉细弱者。

（三）乳腺癌

乳腺癌是指乳腺导管上皮细胞在各种内外致癌因素的作用下，细胞失去正

常特性而异常增生，以致超过自我修复的限度而发生癌变的疾病。乳腺癌是女性最常见的恶性肿瘤之一。在人类癌症中，由营养因素而引起的妇女癌症约占50%，其中乳腺癌是公认的与饮食密切相关的恶性肿瘤之一。研究表明，乳腺癌的发病与体内雌激素水平有关。雌激素浓度越高，发生乳腺癌的危险也越高。

（1）本病宜多食食品

① 宜多吃菜花、卷心菜、大白菜等具有抗乳腺癌作用的食物：以上蔬菜含有吲哚-3-甲醇，具有转变雌激素、预防乳腺癌的作用。它不但可以将女性体内活性雌激素进行降解处理，而且还可通过无活性的雌激素阻止活性雌激素对正常乳腺细胞的刺激作用。因此建议乳腺癌高发家族及未生育和绝经期较晚的妇女多吃一些菜花类食品。

② 宜多吃大豆类食品：如豆腐、豆奶、豆浆等，临床发现，食物中豆类蛋白占总蛋白的比例增加时，乳腺癌的发病率就低。这是由于豆类中含有丰富的植物雌激素，是一种类似人类雌激素的化合物。它可在肠道中被胡萝卜素转化成一种因子，这种因子可抑制体内激素依赖性致癌物对乳腺的致癌作用。因此，女性尤其已患乳腺癌的患者，可以多吃一些豆腐、豆浆及豆奶食品。

③ 宜多吃海藻类食品：如海带、紫菜、裙带菜等。沿海地区的妇女患乳腺癌比较少。日本和欧美国家同属发达国家，但日本乳腺癌发病率比一般西方国家要低得多。研究发现，这是由于日本妇女常吃海藻类食品。日本人吃海藻居世界首位，平均每人每天4.9～7.3克。海藻类食品是一种含钙较多的碱性食品，癌症患者血液多呈酸性。常吃海藻能调节血液酸碱平衡，达到防癌抗癌目的。酸牛奶中含有高活性乳酸菌和嗜热链球菌，它们的产物可干预人体内的肝肠循环，以减少人体对脂肪的吸收，减少乳腺癌的发病（脂肪是乳腺癌的重要原因）。同时还可增加人体免疫球蛋白的数量，有利于提高整个机体的营养水平，降低乳腺癌的发病率。

④ 肿胀者宜吃薏苡仁、丝瓜、赤小豆、芋芳、葡萄、荔枝、荸荠、鲫鱼、海带、泥鳅、田螺。

⑤ 胀痛、乳头回缩者宜吃茴香、葱花、虾、橘饼、榧子、柚子。

（2）本病应忌食食品

① 忌烟、酒、咖啡、可可。

② 忌辣椒、姜、桂皮等辛辣刺激性食物。

③ 忌肥腻、油煎、霉变、腌制食物。

④ 忌公鸡等发物。

还可选用以下食疗方。

天冬红糖水

原料 天冬（连皮）30克，红糖适量。

做法 天冬（连皮）用清水两碗半煎成一碗，加入红糖适量再煮开。每日1次，温服，4次可显效。

功用 养阴，润燥，滋肾，止渴，生津等。适用于乳腺癌热燥伤津者。

乳汁草豆腐汤

原料 乳汁草（地锦草）15～30克（鲜草加倍），豆腐2～3块。

做法 乳汁草用水煎汤，加入豆腐，煮沸即可。每日1次，饮汤食豆腐。

功用 清热，散血，解毒，润燥，生津。适用于炎性乳腺癌患者，有消炎止痒作用。

鲜橙汁冲米酒

原料 鲜橙，米酒1～2汤匙。

做法 每次用鲜橙去皮榨汁半碗，冲入米酒，每日1次，饮用。

功用 舒肝，行气通血脉，止痛。适用于乳腺癌伴有硬结肿块、左胁作痛患者。

芍归炖穿山甲肉

原料 穿山甲45～100克，白芍6～9克，当归9～15克。

做法 隔水炖2～3小时。饮汁吃肉。

功用 行气活血，通络祛风，解痉止痛。适用于晚期癌症肿块。

黄花菜肉饼

原料 猪肉末500克，水泡发黄花菜250克（干品约100克），面粉适量，葱、盐、调料、油少许。

做法 猪肉末调成肉馅，再用和好的软面包成馅饼，或烙或油煎。一顿或分顿食用。

功用 养血补虚，通乳。适用于乳腺癌体质虚弱者。

玉米橘核羹

原料 玉米粒100克，橘核10克，丝瓜络50克，鸡蛋1个，白糖适量或精盐少许。

做法 玉米粒煮烂，橘核研成粉，丝瓜络煮水。将煮烂的玉米粒和橘核粉纳入丝瓜络水中，再煮，加入打匀的生鸡蛋、白糖，稍勾芡，作点心用。若作羹汤，则不加糖而加盐。

功用 通络，散结，消肿。适用于早期乳腺癌。

鸡蛋全蝎

原料 鸡蛋1个，全蝎2只。

做法 生鸡蛋去蛋黄，全蝎纳入蛋白中，煮熟，或作为包蛋，再油炸全蝎。一顿或分顿食用。

功用 解毒抗癌，散结止痛。适用于乳腺癌体虚、癌肿坚硬疼痛者。

土茯苓炖甲鱼

原料 鲜土茯苓100克，甲鱼1只，猪瘦肉50克。

做法 将土茯苓、瘦肉均洗净切块，与甲鱼同放炖盅内，加水适量，隔水炖2小时。一顿或分顿食用。

功用 解毒散结。适用于乳腺癌毒邪较盛者。

双菇芥菜丝

原料 芥菜梗200克，香菇150克，金针菇100克，生姜6克，食盐、酱油、麻油、糖、大蒜、味精、植物油、陈皮各适量。

做法 将芥菜梗洗净，顺丝切成细丝；生姜洗净，切成丝；香菇用清水浸软，切成丝；金针菇切去尾端，洗净。锅中放油烧热后，加入生姜丝、芥菜丝、香菇丝及食盐翻炒，再加入金针菇、陈皮一并同炒，至熟后，加入调味品炒匀即可食用。

功用 健脾化痰，散结消肿，抗癌。适用于脾虚痰湿型乳腺癌。

陈南瓜蒂散

原料 陈南瓜蒂2个，黄酒适量。

做法 将成熟南瓜阴干后取蒂，用炭火烧红，速用瓷碗盖上以防成炭，冷却后将其研成细末。用黄酒冲服。

功用 解毒散结，活血化瘀，补脾益胃。适用于脾虚痰湿型乳腺癌。

留行黑豆汁

原料 黑豆60克，王不留行15克，红糖适量。

做法 王不留行研细末。黑豆煮汁，调入王不留行及红糖，煮沸即可。一顿或分顿服用。

功用 活血利湿，消肿止痛。适用于瘀毒内阻型乳腺癌。

（四）食管癌

食管癌是发生于食管黏膜交界部的恶性肿瘤，临床见进行性吞咽困难、胸骨后疼痛、呕吐、消瘦及淋巴结肿大等。食管癌起病隐匿，发病过程漫长，早期常无明显症状，一经发现即已至中晚期。食管癌的发病有显著的地区性和民族特点。主要分布在东南亚贫穷落后地区。我国是食管癌高发国家，又是死亡率最高的国家。

（1）本病宜多食食品

① 宜多吃半流食和全流食，注重半流食和全流食的质量，不要限制热量，要做到营养丰富，饭菜细软，容易消化和吸收，必要时可做匀浆膳、要素膳及混合奶等饮食。以细、软、凉热适中、少量多餐为宜，提倡细嚼慢咽，荤素相兼，改变饮食过快、过热、过粗、过硬及蹲食的陋习。

② 宜多吃具有抗食管癌作用的食物，如猕猴桃、无花果、香菇、蘑菇、金针菜、薏苡仁、菱、橘子、苹果、橄榄、海蜇、荸荠、蛤蜊、甲鱼。

③ 宜多吃能改善吞咽困难的食物，包括鲫鱼、鲤鱼、河蚌、乌骨鸡、梨、荔枝、甘蔗、核桃、韭菜、蒜、柿饼、藕、田鸡、鸡嗉囊、牛奶、鹅血、芦笋。

④ 胸痛胸闷者宜吃韭菜、马兰头、无花果、杏仁、橘饼、黄鳝、猕猴桃、荠菜、泥鳅、蜂蜜。

⑤ 呃逆者宜吃荔枝、刀豆、柿子、核桃、甘蔗、苹果、萝卜。

⑥ 便秘者宜吃蜂蜜、荸荠、莼菜、海蜇、泥螺、海参、无花果、麦片、松子、芝麻、核桃、兔肉、桑葚、苹果、桃子。

（2）本病应忌食食品

① 忌烟、酒。

② 忌辛辣刺激性食物，如花椒、辣椒、桂皮等。

③ 忌霉变、污染食物。

④ 忌烟熏、腌制类含亚硝胺多的食物。

⑤ 忌坚硬不易消化、粗糙食物。

⑥ 忌暴饮暴食。

还可选用以下食疗方。

芦根洋参柿霜粥

原料 芦根（鲜品）100克，西洋参10克（可用生晒参10克代用），粳米50克，柿霜30克。

做法 将鲜芦根切成细段，加清水适量煎半小时，去渣，取汁备用。将西洋参切细片，粳米洗净；用芦根水煮西洋参、粳米成胶黏稀粥，溶入柿霜。可随意饮用。

功用 清胃止呕，益气祛痰。适用于食管癌属阴津亏损者，或放疗后阴津亏虚者。症见形体消瘦，口燥咽干，心烦多梦，痰涎黏稠色黄，大便干燥，尿黄，舌质红，苔少，脉细数。

陈夏苡仁粥

原料 陈皮5克，法半夏12克，薏苡仁60克，粳米60克。

做法 将法半夏洗净，用布袋装好；陈皮洗净，粳米洗净，备用。将薏苡仁洗净，与药袋、陈皮、粳米一起放入锅内，加清水适量，文火（即慢火）煮成稀粥，去药袋，调味即可。可随意食用。

功用 祛湿化痰，理气止呕。适用于食管癌属痰湿内阻者。症见吞咽困难，进食梗阻感，胸闷，嗳气频频，呕吐痰涎，舌苔白腻，舌质淡胖，脉滑。

淮杞炖鳖

原料 鳖500克，淮山药30克，枸杞子15克，大枣5枚，生姜3片，盐少许。

做法 将淮山药洗净，先浸半小时；枸杞子、大枣（去核）洗净。用热水把鳖烫死，使其排尿，切开，去肠杂，洗净，斩块。把全部用料一起放入炖盅内，加开水适量，盐少许，文火隔水炖2小时。可随意食用。

功用 健脾益气，滋阴补肾。适用于食管癌及各种癌症手术后，放疗或化疗后，身体亏虚者。

砂仁鱼鳔猪肉羹

原料 砂仁10克（可用白蔻仁10克代之），鱼鳔50克，猪瘦肉

150克，盐少许。

（做法）将砂仁打碎，纱布包裹备用；鱼鳔浸软切成细丝；猪瘦肉剁成肉酱。先用清水适量文火炖鱼鳔至大部分溶化，再放入砂仁、肉酱煮半小时，去砂仁。加盐调味服用。

（功用）健脾和胃。适用于食管癌属于脾胃虚寒而症见形体消瘦，食欲不振，腹胀，体倦乏力，舌质淡胖，苔白润，脉沉细者。

冬虫夏草炖鸭肉

（原料）鸭肉150克，冬虫夏草10克，大枣5枚，生姜15克。

（做法）将冬虫夏草、生姜、大枣洗净；鸭肉洗净，斩块备用。把全部用料一起放入炖盅内，加开水适量，文火隔水炖2小时，调味即可。随意饮汤食肉。

（功用）补肾填精，健脾养胃。适用于食管癌属虚损者。症见形瘦体弱，食欲不振，遗精失眠，咳嗽气促，痰中带血，声低气怯，体倦乏力，舌淡，脉细等。

人参黄芪炖生鱼

（原料）生鱼一条（约250克），人参10克，黄芪30克，大枣5枚。

（做法）将人参洗净，切片；生鱼去鳞、腮、肠杂，洗净；黄芪、大枣洗净。把全部用料一起放入炖盅内，加开水适量，隔水炖2小时，去黄芪，捞起生鱼，调味即可。饮汤食肉。

（功用）益气养血，补虚生肌。适用于食管癌及各种癌症手术后气血两虚，术后创口难以愈合者。症见面色萎黄无华，形体消瘦，神疲懒言，纳呆气怯，舌淡，脉细弱。

薏苡仁淮山龟肉汤

（原料）乌龟一只（约200克），薏苡仁50克，淮山药30克，生姜3片。

做法 将乌龟杀死或煮死，去肠杂，洗净，斩块备用；将薏苡仁、淮山药、生姜洗净。把全部用料一起放入瓦锅内，加清水适量，武火（即猛火）煮沸后，文火煮2小时，调味即可。随意饮用。

功用 健脾祛湿。适用于食管癌属于脾虚痰湿阻滞者。症见神疲乏力，纳差，痰涎壅塞，胸闷不舒，舌淡胖，边有齿印，苔白腻，脉濡滑。

三七桃仁猪瘦肉汤

原料 三七10克，桃仁15克，猪瘦肉50克。

做法 将三七洗净，切片；桃仁、猪瘦肉洗净。将全部用料一齐放入炖盅内，加适量开水，文火隔水炖2小时，食盐调味。随意饮用。

功用 活血祛瘀，通络止痛。适用于食管癌属于气滞血瘀者。症见进食梗阻感，胸痛固定，肌肤甲错，舌质暗红或边有瘀点瘀斑，脉细涩。

（五）胃癌

胃癌是指发生在胃黏膜上皮组织的恶性肿瘤，是消化道最常见的恶性肿瘤之一。其发病可能与生活环境、情志抑郁、饮食失调、胃部慢性病变长期刺激等因素有关，因气滞、痰浊、邪毒、瘀血内结于胃脘，日久恶变而成。胃癌具有起病隐匿、易转移与复发、预后差等特点。本病在饮食上应注意以下几点。

（1）本病宜多食食品

① 宜少食多餐，定时定量，既要保证足够营养，又不增加胃肠负担。

② 烹调方法以炖、蒸、煮、烧、烩为主，尽量少用煎、炸、烟熏、腌腊、生拌等方法。饮食以细、软、易于消化为主，以保护消化道黏膜。

③ 宜多吃能增强免疫力、抗胃癌作用的食物，如山药、扁豆、薏苡仁、菱、金针菜、香菇、蘑菇、葵花子、猕猴桃、无花果、苹果、沙丁鱼、蜂蜜、鸽蛋、牛奶、猪肝、猴头菌、鲍鱼、海参、牡蛎、乌贼、黄鱼鳔、甲鱼。

④ 宜多吃高营养食物，防治恶病质，如乌骨鸡、鸽子、鹌鹑、牛肉、猪

肉、兔肉、蛋、鸭、豆豉、豆腐、鲢鱼、鲩鱼、刀鱼、青鱼、黄鱼、乌贼、鲫鱼、鳗、鲮鱼、鲳鱼、泥鳅、虾、淡菜、猪肝、鲟鱼。

⑤恶心、呕吐者宜吃莼菜、柚子、橘子、枇杷、粟米、核桃、玫瑰、杨桃、无花果、姜、藕、梨、冬菜、芒果、乌梅、莲子。

⑥便血者宜吃淡菜、马兰头、金针菜、猴头菌、蜂蜜、荠菜、香蕉、橄榄、乌梅、木耳、羊血、蚕豆衣、芝麻、柿饼、豆腐渣、螺等。

⑦腹泻者宜吃、扁豆、梨、杨梅、芋艿、栗子、石榴、莲子、芡实、青鱼。

⑧腹痛者宜吃金橘、卷心菜、比目鱼、海参、乌贼、黄芽菜、芋头花。

⑨防治化疗副作用的食物：猕猴桃、芦笋、桂圆、核桃、鲫鱼、虾、蟹、海蜇、鲩鱼、香菇、黑木耳、鹌鹑、薏苡仁、泥螺、绿豆、金针菜、苹果、丝瓜、核桃、甲鱼、乌梅、杏饼、无花果。

（2）本病应忌食食品

①忌烟、酒。

②忌辛辣刺激性食物，如葱、蒜、姜、花椒、辣椒、桂皮等。

③忌霉变、污染、坚硬、粗糙、多纤维、油腻、黏滞不易消化食物。

④忌煎、炸、烟熏、腌制、生拌食物。

⑤忌暴饮暴食。

还可选用以下食疗方。

参归汤

原料 人参5克，当归20克，枸杞子20克，猪肚250克。

做法 将药材洗净用纱布包好，与猪肚炖1小时。食肉喝汤，每日1剂，分2次。

功用 健脾和胃。适用于胃癌脾胃虚弱、气血两虚者。

香菇猪血汤

原料 鲜香菇500克，猪血250克，食油、葱、姜、蒜、盐各适量。

做法 常规炖汤。每日1～2次。

功用 补益脾胃。适用于胃癌脾胃虚弱、气血两虚者。

蔗姜饮

原料 甘蔗、生姜汁各适量。

做法 取甘蔗榨汁半杯，生姜汁1匙和匀。每周2次，炖温后服用。

功用 和中健胃。适用于胃癌初期。

红糖煲豆腐

原料 豆腐100克，红糖60克，清水1碗。

做法 红糖用清水冲开，加入豆腐，煮10分钟后即成。可经常服食。

功用 和胃止血。适用于吐血明显者。

陈皮大枣饮

原料 陈皮1块，大枣3枚。

做法 大枣去核与陈皮共煎水即成。每日1次。

功用 益气健脾，降逆止呕。适用于虚寒呕吐。

莱菔粥

原料 莱菔子30克，粳米适量。

做法 先将莱菔子炒熟后，与粳米共煮成粥。

功用 消食化滞。适用于腹胀明显者。

陈皮瘦肉粥

原料 陈皮9克，海螵蛸12克，猪瘦肉片50克，粳米适量，食盐少许。

做法 用陈皮、海螵蛸与粳米煮粥，煮熟后去陈皮和海螵蛸，加入瘦肉片再煮，食盐少许调味食用。每日2次，早、晚餐服用。

功用 降逆止呕，健脾顺气。适用于腹胀者。

莴苣大枣饼

原料 莴苣250克，大枣250克，面粉500克。

做法 将莴苣切碎，大枣煮熟去核，与面粉混合后做饼即成。当点心食用。

功用 健脾益胃，燥湿利水。适用于大便稀薄或腹泻者。

芡实六珍糕

原料 芡实、山药、茯苓、莲肉、薏苡仁、扁豆各30克，米粉500克。

做法 将上述全部加工成粉末与米粉和匀即成。每日2次或3次，每次6克，加糖调味，开水冲服，也可做糕点食用。

功用 健脾止泻。适用于脾虚湿盛证。

龙眼花生汤

原料 花生连红衣250克，大枣5枚，龙眼肉12克。

做法 大枣去核，与花生、龙眼一起加水煮熟即可。每日1次。

功用 养血补脾。适用于贫血明显者。

乌梅粥

原料 乌梅20克，粳米100克，冰糖适量。

做法 先将乌梅煎取浓汁去渣，入粳米煮成粥，粥熟后加少许冰糖，再稍煮即可。每日1次。

功用 收涩止血。适用于呕血、黑便者。

健胃防癌茶

原料 向日葵秆芯或向日葵盘30克。

做法 用上述原料煎汤即成。煎汤代茶，长期饮用。

功用 防癌，抗癌，消炎。适用于胃癌术后吻合口有炎症者。

（六）肝癌

原发性肝癌（简称肝癌）是指发生于肝细胞与肝内胆管上皮细胞的癌变，是全球最常见的恶性肿瘤之一，居全球恶性肿瘤发病率第5位、死亡率第3位，每年约60万人死于原发性肝癌。我国是肝癌发病率最高的国家之一，每年死于原发性肝癌者占全球原发性肝癌死亡人数的40%～53%，男女比例约3：1。原发性肝癌在东亚、东南亚、东非、中非、南非等地区发病率高。本病在饮食上应注意以下几点。

（1）本病宜多食食品

① 宜食高蛋白、高糖、高维生素及低脂肪饮食，以保证患者有足够的营养。

② 宜保证膳食纤维的摄入，以保持大便通畅，每餐应有新鲜蔬菜或水果。但绝大部分肝癌患者都具有食管胃底静脉曲张，为防止出血，食物不宜粗糙，忌食用坚硬、带刺和过烫的食品。

③ 宜多吃具有软坚散结、抗肝癌作用的食物，如赤小豆、薏苡仁、大枣、裙带菜、海蒿子、海带、泥鳅等。

④ 宜多吃具有护肝作用的食物，如甲鱼、蚶、牡蛎、桑葚、荠菜、香菇、蘑菇、刀豆、蜂蜜等。

⑤ 腹水者宜吃赤小豆、鹌鹑蛋、海带、青蟹、蛤蜊、黑鱼、鲤鱼、鲫鱼、鸭肉等。

⑥ 黄疸者宜吃鲤鱼、鲮鱼、泥鳅、蟹、蛤蜊、田螺、甘薯、茭白、荸荠、金针菜、橘饼、金橘等。

⑦ 有出血倾向者宜吃橘、牡蛎、海蜇、海参、乌贼、带鱼、乌梅、柿饼、马兰头、荠菜等。

⑧ 肝痛者宜吃金橘、橘饼、佛手、杨梅、山楂、慈姑、黄瓜等。

⑨ 有肝昏迷倾向者宜吃刀豆、薏苡仁、牛蒡子、河蚌等。

（2）本病应忌食食品

①忌烟、酒。

②忌暴饮暴食、油腻食物，忌盐腌、烟熏、火烤和油炸食物，特别是烤糊焦化的食物。

③忌葱、蒜、花椒、辣椒、桂皮等辛辣刺激性食物。

④忌霉变、腌渍食物，如霉花生、霉黄豆、咸鱼、腌菜等。

⑤忌多骨刺、粗糙坚硬、黏滞不易消化及含粗纤维的食物。

⑥忌味重、过酸、过甜、过咸、过冷、过热以及含气过多的食物。

⑦腹水者忌多盐多水食物。

⑧凝血功能低下，特别是有出血倾向者，忌蝎子、蜈蚣以及具有活血化瘀作用的食物和中药。还可选用以下食疗方。

鹅血蘑菇

原料　鹅血200克，蘑菇适量，调料适量。

做法　蘑菇洗净，放锅内，加水适量煮熟，加鹅血、调料，煮至鹅血成豆腐块状。

功用　扶正抗癌。适用于肝癌有贫血倾向者。

枸杞甲鱼

原料　枸杞子30克，甲鱼150克。

做法　将枸杞子、甲鱼共蒸至熟烂即可。枸杞子与甲鱼汤均可食用。每周1次，不宜多食，尤其是消化不良者、失眠者不宜食。忌白酒、辣椒、韭菜、肥肉及油煎炸、坚硬的食物和刺激性调味品。

功用　滋阴，清热，散结，凉血，提高机体免疫力。适用于肝癌阴虚有热、肝肾不足者。

茯苓清蒸鳜鱼

原料　茯苓15克，鳜鱼150克。

做法　加水及调料同蒸至熟烂即成，吃鱼喝汤。

功用 健脾利湿，益气补血。适用于肝癌气血虚弱、食少纳差者。

翠衣番茄豆腐汤

原料 西瓜翠衣30克，番茄50克，豆腐150克。

做法 将西瓜翠衣、番茄和豆腐全部切成细丝做汤。虚寒体弱者不宜多服。

功用 健脾消食，清热解毒，利尿利湿。适用于肝癌气血虚弱、食少纳差者。

荠菜鲫鱼汤

原料 荠菜30克，鲫鱼1条，调料适量。

做法 荠菜与鲫鱼共同煮汤，加适当调料即成。脾胃虚寒、无瘀滞者忌服。

功用 活血，止吐。适用于肝癌气血瘀滞、胃气不和者。

芡实炖肉

原料 芡实30克，猪瘦肉100克。

做法 两者放沙锅中加水适量炖熟后去药渣，吃肉喝汤。

功用 泻火，祛痰，通便。适用于肝癌有腹水者。

薄荷红糖饮

原料 薄荷15克，红糖60克。

做法 薄荷煎汤后加红糖调味即成。可代茶饮。

功用 清热，利湿，退黄。适用于肝癌见黄疸、腹水者。

青果烧鸡蛋

原料 青果20克，鸡蛋1只。

做法 先将青果煮熟后再加入鸡蛋，共同煮熟后可食用。每周

3次，每次1个鸡蛋。

功用 破血散瘀。适用于肝癌瘀痛、腹水明显者。

猕猴桃根炖肉

原料 鲜猕猴桃根100克，猪瘦肉200克。

做法 将上述两物用沙锅加水同煮，炖熟后去药渣即成。

功用 清热解毒，利湿活血。适用于肝癌发热、腹水明显者。

马齿苋卤鸡蛋

原料 马齿苋适量，鲜鸡蛋2只。

做法 先用马齿苋加水煮制成马齿苋卤，再取300毫升，用齿汁煮鸡蛋。每天1次，连汤服。

功用 清热解毒，消肿祛瘀，止痛。适用于巨块型肝癌发热不退、口渴烦躁者。

藕汁炖鸡蛋

原料 藕汁30毫升，鸡蛋1只，冰糖少许。

做法 鸡蛋打开搅匀后加入藕汁，拌匀后加少许冰糖蒸熟即可。

功用 止血，止痛。适用于肝癌疼痛出血者。

山药扁豆粥

原料 淮山药30克，扁豆10克，粳米100克。

做法 将山药洗净、去皮、切片。扁豆煮半熟加粳米、山药煮成粥。每日2次，早、晚餐食用。

功用 健脾化湿。适用于晚期肝癌脾虚、泄泻者。

（七）大肠癌

大肠癌包括结肠癌、直肠癌及肛管癌，是常见的恶性肿瘤之一。近20多年来，世界上多数国家大肠癌发病率呈上升趋势，可能与生活改善、饮食结构西化有关，我国大肠癌发病率上升趋势亦十分明显。本病在饮食上应注意以下几点。

（1）本病宜多食食品

① 宜食易于消化吸收的食物。结肠、直肠癌患者多有反复发作、迁延不愈的腹泻，消化能力弱。

② 患者久泻或晚期患者长期发热、出汗，津液损伤，故宜多饮水或汤液，主食可以粥、面条等半流质及流质饮食为主。

③ 结直肠癌晚期患者久泻、便血、发热，大量营养物质和水分丢失，身体消瘦，体重减轻，气血两亏，宜服富有营养的滋补流质药膳。

（2）本病应忌食食品

① 忌服刺激和辛辣性食物。因结直肠癌患者多有便中带血，晚期患者常大量便血。

② 忌油腻食品。患者多有食欲不振、恶心，甚至呕吐等症状，故应清淡饮食。

还可选用以下食疗方。

马齿苋粥

原料 鲜马齿苋100克（洗净切细），粳米60克（洗净）。

做法 先将粳米放入锅内，加清水适量，武火煮沸，文火煮成粥，放马齿苋煮熟，调味即可。随量食用，每天1次。

功用 清热祛湿，健脾和胃。适用于肠癌有湿热蕴结者。

绿豆糯米酿猪肠

原料 猪大肠1段（约40厘米），绿豆、糯米（用量是2:1，视猪肠大小而定量），冬菇2~3个，调味料适量。

做法 先将绿豆、糯米洗净，清水浸泡3小时；冬菇洗净，切细粒；猪大肠洗净。把绿豆、糯米、冬菇粒拌匀，调味，放入猪大肠内（不要装太满，并留有少许水），大肠两端用线扎紧。然后把酿好的猪大肠放入瓦锅内，加清水适量煮2小时，取出切厚片，调味后，随量食用或佐餐，每天1次。

功用 益气，养阴，清热。适用于肠癌体虚肠燥者。

太子参无花果炖兔肉

原料 兔肉150克（洗净，斩块），太子参30克（洗净），无花果60克（洗净，切片）。

做法 全部放入炖盅内，加开水适量，炖盅加盖，文火隔水炖2小时，调味后随量饮汤食肉，每日1次。

功用 健脾和胃。适用于肠癌属脾胃虚弱者。

黄花菜木耳鸡肉汤

原料 黄花菜30克（洗净），黑木耳9克（浸开，洗净），鸡肉250克（洗净，切丝，用调料、生粉拌匀）。

做法 把黄花菜和黑木耳放入沸水锅内，武火煮10分钟，再放入鸡肉丝煮沸，调味后适量饮汤食肉，每日1次。

功用 益气，活血，祛湿。适用于肠癌属机体虚弱、湿郁瘀结者。

木耳海参猪肠汤

原料 猪大肠250克，黑木耳15克，水发海参120克。

做法 先将黑木耳浸开洗净，海参水发洗净、切丝；猪大肠用粗盐擦洗净，放入开水中稍烫，再用冷水冲洗，切段。然后全部放入锅内，加清水适量，武火煮沸后，文火煮1~2小时，调味后适量饮汤食肉，每日1次。

功用 养阴，补血。适用于肠癌属阴血亏虚、热伤肠络者。

黄芪参刺粥

原料 生黄芪300克，党参30克，甘草15克，粳米100克，大枣

10枚。

做法 将生黄芪、党参、甘草浓煎取汁。粳米、大枣同煮，待粥成后兑入药汁调匀，早晚服用，连服10~15天。

功用 补气，养血。适用于肠癌气血不足者。

银花白龙粥

原料 银花藤50克，白花蛇舌草100克，龙葵50克，半枝莲50克，大米100克，白糖30克。

做法 先将银花藤、白花蛇舌草、龙葵、半枝莲洗净，放入瓦锅内，加水500毫升，煎煮25分钟，停火，过滤，取药液。然后将大米淘洗干净，放入锅内，加入药液、水300毫升，置武火上烧沸，再用文火煮35分钟，加入白糖即成，每日1次。

功用 清热解毒，散结消肿。适用于直肠癌热毒肿痛明显者。

（八）宫颈癌

宫颈癌是影响妇女健康的常见恶性肿瘤之一，其发病率仅次于乳腺癌而居第二位，在我国它一直居妇科肿瘤首位。宫颈癌好发于社会地位低下的妇女，可能和性卫生、人乳头瘤病毒（HPV）感染、早婚、吸烟有关。各国妇女宫颈癌的发病率随年龄增高而上升。近年来患者呈年轻化趋势，并且发现多为浸润癌。近30年来世界范围内宫颈癌的发病率和死亡率均有明显下降趋势。本病在饮食上应注意以下几点。

（1）本病宜多食食品

① 宜补给蛋白质、糖、脂肪、维生素等营养物质。宫颈癌早期对消化道功能一般影响较小，以增强患者抗病能力，提高免疫功能为主。

② 患者阴道出血多时，宜服用补血、止血、抗癌食品，如藕、薏苡仁、山楂、黑木耳、乌梅等。

③ 患者白带多、呈水样时，宜食滋补之品，如甲鱼、鸽蛋、鸡肉等。当患者带下多黏稠，气味臭时，宜食清淡利湿之品，如薏苡仁、赤小豆、白茅根等。

④ 手术后，饮食调养宜给予补气养血、生精填精之膳食，如山药、龙眼、

桑葚、枸杞子、猪肝、甲鱼、芝麻、驴皮胶等。

⑤ 放疗时，饮食调养宜以养血滋阴为主，可食用牛肉、猪肝、莲藕、木耳、菠菜、芹菜、石榴、菱角等；若因放疗而出现放射性膀胱炎和放射性直肠炎时，则应给予具有清热利湿、滋阴解毒作用的膳食，如西瓜、薏苡仁、赤小豆、荸荠、莲藕、菠菜等。

⑥ 化疗时，饮食调养宜以健脾补肾为主，可食用山药粉、薏苡仁粥、动物肝、胎盘、阿胶、甲鱼、木耳、枸杞子、莲藕，香蕉等。出现消化道反应，如恶心、呕吐、食欲不振时，应以健脾和胃的膳食调治，如甘蔗汁、姜汁、乌梅、香蕉、金橘等。

⑦ 宫颈癌晚期，应选高蛋白、高热量食品，如牛奶、鸡蛋、牛肉、甲鱼、赤小豆、绿豆、鲜藕、菠菜、冬瓜、苹果等。

（2）本病应忌食食品

① 忌烟、酒及辛辣刺激性食物。

② 忌肥腻、油煎、霉变、腌制食物。

③ 忌羊肉、韭菜、狗肉、胡椒、姜、桂皮等温热性食物。

④ 忌公鸡等发物。

还可选用以下食疗方。

黄芪车前墨鱼汤

（原料） 黄芪60克，车前子（包煎）15克，茯苓30克，鲜墨鱼100克，猪瘦肉100克，调料适量。

（做法） 鲜墨鱼、猪瘦肉分别洗净切块，与黄芪、车前子、茯苓加水适量，文火煮2～3小时，加食盐等调味品。1日3次，服完。

（功用） 健脾燥湿。适用于宫颈癌脾虚湿盛者。

萸肉黄精鳖甲汤

（原料） 山茱萸20克，黄精30克，鳖1只（200克左右），生姜10克，大枣10枚，调料适量。

（做法） 洗净后，隔水炖汤2～3小时，加调料。饮汤吃肉，分2

肿瘤病饮食调养一本通

顿服完。

(功)(用)　补益肝肾。适用于宫颈癌肝肾两虚者。

黄芪虫草炖乌鸡

(原)(料)　黄芪60克，冬虫夏草10克，乌鸡150克，调料适量。

(做)(法)　乌鸡洗净后切块，与黄芪、冬虫夏草加清水适量，隔水炖2～3小时，加调料。一天内服完。

(功)(用)　温肾健脾。适用于宫颈癌脾肾阳虚者。

当归羊肉

(原)(料)　羊肉250克，当归100克，生姜少许。

(做)(法)　羊肉洗净切块，当归煎水。以当归水煮羊肉，至半烂，取出羊肉，入锅，红烧，加生姜少许。饮汤吃肉，分2顿服完。

(功)(用)　温阳补血。适用于宫颈癌属阳虚者。

乳香蛋丁

(原)(料)　乳香1.5克，鲜鸡蛋2只，牛奶450毫升，青豆50克，猪油30克，盐、味精少许。

(做)(法)　牛奶中加入乳香、蛋清、味精和盐，调匀。将蛋黄打碎，稍加味精、精盐，上笼蒸熟后切成小丁。青豆煸炒至熟，再置炒锅于火上，放入猪油炒热，倒入调匀的牛奶和蛋清，不断翻炒呈粥状，起锅装盘，再撒入蛋黄丁和青豆于上面，即可食用。

(功)(用)　活血化瘀，行气止痛。适用于宫颈癌气滞血瘀者。

菱粉粥

(原)(料)　粳米100克，菱粉40克，红糖少许。

(做)(法)　粳米煮熟，加入菱粉、红糖，同煮为粥。食用。

功用 补中益气,健脾养胃。适用于宫颈癌术后。

肉片炒蒜苗

原料 蒜苗,猪肉。

做法 蒜苗与猪肉按4:1放入锅中炒熟。

功用 补中益气。适用于宫颈癌术后。

桃仁煲墨鱼

原料 桃仁10克,鲜墨鱼或水发墨鱼200克,麻油5克,精盐、味精少许。

做法 桃仁用清水浸泡发涨,洗净。墨鱼切片入锅,加桃仁,小火慢煨至鱼烂熟时,加麻油、精盐、味精。

功用 养血滋阴,润燥滑肠。适用于宫颈癌术后。

贝母炖兔肉

原料 川贝母15克,健壮公兔1只,红糖适量。

做法 将上述原料加水一起炖熟。连汤服食,早晚分2次服。

功用 强健体质。适用于晚期宫颈癌。

陈香牛肉

原料 陈皮30克,香附子15克,牛肉500克,葱、姜各适量。

做法 将陈皮与香附子加2000毫升水,煎半小时去渣,放入牛肉及葱、姜等调料,文火炖至酥烂,至凉,切片食之。

功用 疏肝理气,健脾益气。适用于宫颈癌肝郁气滞型患者。

(九)恶性淋巴瘤

恶性淋巴瘤是指淋巴结和(或)结外部位淋巴组织中的淋巴细胞或组织细胞发生的恶性肿瘤。恶性淋巴瘤分为非霍奇金淋巴瘤和霍奇金淋巴瘤。临床多以无痛性浅表淋巴结肿大为特点,其中尤以颈部淋巴结肿大多见。恶性淋巴瘤是人类最常见的恶性肿瘤之一，发病率近年在许多国家有所上升。我国非霍奇金淋巴瘤患者约为霍奇金淋巴瘤患者的7倍，多发生于小儿、青年及老年人。本病在饮食上应注意以下几点。

（1）本病宜多食食品

① 宜多吃具有抗恶性淋巴瘤作用的食物，如芋艿等。

② 淋巴结肿大者宜吃荸荠、芋艿、核桃、荔枝、田螺、羊肚、牡蛎。

③ 发热者宜吃豆腐渣、无花果、人麦、绿豆、苦瓜、菱。

④ 盗汗者宜吃猪心、羊肚、燕麦、高粱、豆腐皮。

（2）本病应忌食食品

① 忌饮咖啡等兴奋性饮料。

② 忌食葱、蒜、姜、桂皮等辛辣刺激性食物。

③ 忌食肥腻、油煎、霉变、腌制食物。

④ 忌食公鸡、猪头肉等发物。

⑤ 忌食海鲜。

⑥ 忌食羊肉、狗肉、韭菜、胡椒等温热性食物。

还可选用以下食疗方。

海带紫菜汤

原料　海带10克，紫菜10克，麻油、陈醋各适量。

做法　将海带切丝，与紫菜一起入锅，冲入沸水300毫升浸泡5分钟，再煮沸5～10分钟，入麻油、陈醋适量调味，即可食用。每日2次，做饭前汤。

功用　清热养阴。适用于恶性淋巴瘤。

枸杞松子肉糜

原料　肉糜100～150克，枸杞子、松子各100克，黄酒、盐、调料各适量。

做法　将肉糜加入黄酒、盐、调料，在锅中炒至半熟时，加入枸杞子、松子，再同炒即可。每日1次，作副食服之。

功用　滋阴清热。适用于恶性淋巴瘤放疗后阴虚内热。

山药枸杞三七汤

原料 三七17克，淮山药32克，枸杞子26克，龙眼肉25克，猪排骨300g，食盐、胡椒粉各适量。

做法 三七、山药等中药均用布袋扎口后，和猪排骨放在一起，加4大碗清水。先大火后小火，炖煮2~3小时，放入食盐、胡椒粉调味即可。可煎煮出3小碗。每次1小碗，吃肉喝汤。每1~2天吃1次。

功用 生血补血，开胃健脾。适用于恶性淋巴瘤肿块增大迅速而舌有暗紫斑者。

豆芽凉面

原料 绿豆芽150克，细面条300克，瘦肉丝75克，鸡蛋1个，黄瓜1条，蒜末、醋各少许，酱油、麻油各4~6毫升，盐、葱花、芝麻酱、油、冰开水、冷水各适量。

做法 面条煮熟，冰开水淋滤2次，加麻油拌匀放入碗中，存于冰箱中备用。芝麻酱用醋、盐调匀，加入蒜末。瘦肉丝用油、葱花炒香，加酱油和冷水，熬成肉汁。鸡蛋摊成薄皮切丝，黄瓜擦丝，绿豆芽去尾、用开水略烫。将上述调料和菜放入面条中，拌匀后即可食用。

功用 清热解毒，通利三焦。适用于淋巴肉瘤热毒盛者。

素炒丝瓜

原料 丝瓜250g，油、盐各适量。

做法 将丝瓜洗净，去皮，切块。炒锅内放少许油，待油炽热时，放入丝瓜翻炒，加盐，至熟出锅，即可食。伴餐食用。

功用 凉血清热，化瘀解毒。适用于恶性淋巴瘤血燥风热者。

莲英双仁粥

原料 粳米100克，薏苡仁50克，黄芪10克，莲子肉、杏仁各30克，虾仁10克。

做法 将粳米、薏苡仁淘净，黄芪装入纱布袋并扎口。再将莲子肉及杏仁去皮心，并洗净，放锅内先煮30分钟。然后将粳米、薏苡仁也放锅内，与莲子肉、杏仁、纱布袋中的黄芪一起加水后用旺火煮沸，再转文火煮成稀粥，择去纱布袋。最后在粥中添入已加工成熟的虾仁，调和，即可服食。趁热作早餐服，可常服。

功用 温阳健脾，祛湿化痰。适用于淋巴瘤畏寒怕冷、神倦乏力者。

鲜牡蛎面

原料 面条适量，鲜牡蛎肉50克，鲜大蒜15克，食盐适量。

做法 将面条加水，煮至半熟，再加入鲜牡蛎肉及切碎的鲜大蒜，续煮数分钟，均熟后，加食盐调味。作早点常食用。

功用 滋肝补肾，养血清热。适于恶性淋巴瘤肝肾阴虚者。

羊骨粥

原料 羊骨1000克，粳米100克，细盐少许，葱白2根，生姜3片。

做法 将羊骨洗净捣碎，加水煎汤；取汤代水，煮粳米粥，待粥将成时，加入细盐少许、葱白2根与生姜3片等调味，再煮二三沸即成。每日1～2次。

功用 健脾益肾。适用于恶性淋巴瘤化疗后精血亏虚、体软乏力者。

（十）卵巢恶性肿瘤

卵巢恶性肿瘤是女性生殖器官常见的恶性肿瘤之一，发病率占妇科恶性肿瘤的22.9%。其肿瘤类型繁多。上皮来源的卵巢恶性肿瘤统称为卵巢癌。卵巢癌是所有生殖系统恶性肿瘤中恶性程度最高的肿瘤，发病因素尚未完全明确，死亡率居妇科恶性肿瘤的首位。本病在饮食上应注意以下几点。

（1）本病宜多食食品

① 宜多吃具有抗肿瘤作用的食物，如鳖、龙珠茶、山楂。

② 出血者宜吃螺蛳、淡菜、乌贼、荠菜、藕、蘑菇、马兰头、石耳、榧子、柿饼。

③ 感染者宜吃鳗鱼、文蛤、针鱼、鲤鱼、麒麟菜、芹菜、芝麻、荞麦、油菜、香椿、赤小豆、绿豆。

④ 腹痛、腹胀者宜吃猪腰、杨梅、山楂、橘饼、核桃、栗子。

（2）本病应忌食食品

① 忌烟、酒。

② 忌葱、蒜、椒、桂皮等刺激性食物。

③ 忌肥腻、油煎、霉变、腌制食物。

④ 忌羊肉、狗肉、韭菜、胡椒等温热动血食物。

还可选用以下食疗方。

乌贼白果汤

原料 乌贼肉60克，白果10枚，调料适量。

做法 前2味洗净，入锅中，加水适量，煮至肉烂，加调料即成。每日1次，连汤服用。

功用 健脾止血。适用于脾胃虚弱，阴道出血明显者。

益母草煮鸡蛋

原料 益母草50克，鸡蛋2枚。

做法 益母草洗净、切段，与鸡蛋加水同煮，鸡蛋熟后去壳取蛋再煮片刻即成。每日1剂，吃蛋饮汤。

功用 活血利水。适用于气滞血瘀，水肿明显者。

紫草鹌鹑蛋

原料 紫草根60克，鹌鹑蛋4枚。

做法 紫草根与鹌鹑蛋加水共煮，至蛋熟透，去紫草。每日1

剂，食蛋，连服15日。

功用 止血消瘀。适用于皮肤瘀紫，阴道出血明显者。

参芪健脾汤

原料 高丽参10克，黄芪10克，党参18克，山药18克，枸杞子15克，当归10克，陈皮5克，龙眼肉14克。

做法 高丽参、黄芪等中药洗净后放入布袋中扎口，和排骨或鸡一起加水炖煮。先大火后小火，煮2~3小时。捞出布袋，加入盐、胡椒等调味品即可。每次1小碗，每天1次。以上物料可做出5小碗。吃肉喝汤。

功用 行气散结，消积化瘀，健脾益肺。适用于卵巢癌手术后的调理治疗。

商陆粳米大枣粥

原料 商陆10克，粳米100克，大枣5枚。

做法 先将商陆用水煎汁，去渣，然后加入粳米、大枣煮粥。空腹食之，微利为度，不可过量。

功用 通利二便，利水消肿。适用于卵巢癌排尿困难所致腹水。

桑寄生鸡蛋

原料 桑寄生30克，鸡蛋2个。

做法 桑寄生洗净后切片，与鸡蛋加水同煮熟。取蛋去壳后再煮3~5分钟即可食用，每天2个，常服。

功用 补益肝肾。适用于肝肾不足，腰膝酸软者。

排骨扁豆苡仁汤

原料 扁豆30克，薏苡仁30克，猪排骨250克，盐、油各适量。

做法 前3味加水熬汤，盐、油调味服用。每天1剂，常服。

功用 健脾利湿。适用于脾胃虚弱，食少纳差，腹水明显者。

陈香牛肉

原料 陈皮30克，香附子15克，牛肉500克，葱、姜、盐各适量。

做法 将陈皮与香附子加水2000克煎半小时去渣，放入牛肉，加葱、姜、盐等调料，文火炖至酥烂，凉透切片食之。

功用 疏肝理气，健脾益气。适用于肝郁脾虚，胸胁胀满，食少纳差者。

肿瘤放、化疗毒副作用的食疗方

（一）化疗期间恶心呕吐的食疗方

（1）宜多食食品

① 饭菜营养宜全面，尽量做到色、香、味、形俱全，但无论哪一种食物、何种烹调方法，一定要达到食物比较熟烂的程度，才容易消化吸收。

② 宜常更换食谱，改变烹调方法。一种新的食物往往可促进食欲，比如常吃猪肉类食物的患者可更换吃鱼、虾、蟹、鸡等，有条件的可吃一些龟、甲鱼等。

③ 在化疗期间宜服具有止呕健脾作用的食物，如生姜、无花果等。化疗结束后，应及时注意吃能增加食欲和营养丰富的食物，如鸡蛋、山楂、瘦肉、牛肉脯、鳖、牛奶、大枣、蘑菇、香菇等。

（2）应忌食食品

① 忌过多地限制"发物"或"忌口"食物。

② 食谱不要太窄，以免营养失调，对康复不利。

可选药膳食谱如下。

鲜芦根汤

原料 鲜芦根120克，冰糖30克。

做法 鲜芦根、冰糖同煮汤服用。

功用 清热生津，止呕。适用于化疗期间恶心、呕吐伴口渴咽干者。

鲜藕姜汁粥

原料 鲜藕（去节）500克，生姜汁10克，粳米100克。

做法 鲜藕去皮，洗净切碎，与粳米共入1000毫升清水中，微火慢煮粥，熟时加入生姜汁即成。

功用 化瘀止血，和胃止呕。适用于化疗期间恶心、呕吐伴出血者。

胡萝卜粥

原料 胡萝卜250克，粳米100克，姜粉、山楂粉各适量。

做法 胡萝卜洗净切片，与粳米共煮粥，煮熟后，加适量姜粉、山楂粉即可。

功用 消食，和胃，止呕。适用于化疗期间恶心、呕吐伴食少纳差者。

萝卜酸梅汤

原料 鲜萝卜250克，酸梅2粒，食盐少许。

做法 将鲜萝卜切薄片，与酸梅共入锅内煮汤，去渣取汁，加少许食盐调味饮用。

功用 消食和胃，生津止呕。适用于化疗期间恶心、呕吐伴食少纳差、口渴者。

佛手粥

原料 干佛手10克，粳米100克，冰糖、葱各适量。

做法 干佛手水煎取汁，加入粳米同煮粥，加冰糖和葱适量调味食用。

功用 消食和胃，理气消胀。适用于化疗期间恶心、呕吐伴食少纳差、脘腹胀满者。

姜汁橘皮饮

(原)(料) 鲜生姜20克，新鲜橘皮250克，蜂蜜100克。

(做)(法) 先将鲜生姜洗净，连皮切成片或切碎，加温开水适量，在容器中捣烂取汁，兑入蜂蜜，调和均匀，备用。将新鲜橘皮拣杂，洗净，沥水，切成细条状，浸泡于蜂蜜姜汁中腌制1周，即成。需用时，每日3次，每次20克，当蜜饯嚼食。

(功)(用) 消食和胃，理气消胀。适用于化疗期间恶心、呕吐伴食少纳差、脘腹胀满者。

（二）化疗期间血象下降的食疗方

① 为防止或减轻骨髓抑制引起的白细胞、血小板等下降，宜多食血肉有情之品，如猪肉、牛肉、羊肉、禽肉、鱼类等，烹制上以煮、炖、蒸等方法为佳，能撇掉油的尽量撇掉。

② 宜选择含铁质较多的食品，如动物（鸡、鸭、猪、牛、羊等）的肝脏、肾脏、心脏、蛋黄、瘦肉，蔬菜中的菠菜、芹菜、番茄，水果中的杏、桃、李、葡萄干、大枣、菠萝、杨梅和无花果等，以纠正肿瘤患者的缺铁性贫血。河蟹、黑鱼、牛肉、动物熬制的胶如驴皮胶（阿胶）、猪皮胶（肉皮冻）等也有助于提升白细胞。

③ 宜适量食用动物骨髓，如用牛、羊、猪的骨髓炖汤，或用鸡血、鸭血、鹅血、猪血制作的饮食。

④ 宜多吃一些黑色食品，如黑芝麻、黑米、黑豆、黑枣等。中医学认为"黑可入肾"，黑色食品可以补肾填髓，有助于血细胞的提高。

可选药膳食谱如下。

枣米粥

(原)(料) 红衣花生、大枣各30克，龙眼肉10克，粳米50克。

(做)(法) 将红衣花生、大枣、龙眼肉、粳米同煮粥，早晚食用。

补髓汤

原料 鳖肉250克，姜1克，葱3克，猪脊髓200克，食盐、酱油各适量。

做法 将鳖肉、姜、葱少许煮熟后，再加入猪脊髓，煮20分钟后，加入食盐、酱油调味食用。

龟肉猪肚汤

原料 龟肉200克，猪肚100克，食盐适量。

做法 将龟肉、猪肚同煮汤，用食盐调味食用。

牛肉鹌鹑汤

原料 鹌鹑（去毛及肠杂，洗净）1只，牛肉250克，小麦50克，食盐适量。

做法 将鹌鹑、牛肉、小麦同煮，加入少量食盐调味，即可食用。

大枣枸杞炖猪心

原料 猪心1个，大枣30克，枸杞子20克。

做法 将猪心切开，大枣、枸杞子放入猪心内，慢火炖1小时，即可。每周1～2次，佐餐。

黄芪乌鸡汤

原料 黄芪40克，乌鸡肉600克，食盐适量。

做法 黄芪、乌鸡肉、食盐、水各适量，同蒸熟食用。

五红汤

原料 大枣7枚，红豆50克，红衣花生50克，枸杞子5克，红糖适量。

做法 五味共同熬汤，代茶饮。

（三）化疗期间肝功能异常的食疗方

许多化疗药物可以引起肝损伤，出现转氨酶升高。此时应多吃苦瓜、绿豆芽、茶、香菇、黑木耳、猴头菇、猕猴桃、蜜桃、苹果、葡萄等，多喝绿茶、乌龙茶、蜂蜜水。如肝功能损伤严重，可用五味子20克、枸杞子20克炖鲫鱼，喝汤。

化疗期间肝功能异常，应以滋肝阴、生肝血、解毒的食物为主。可选药膳食谱如下。

肝枣粥

原料 猪肝100克，大枣10枚。
做法 猪肝、大枣加适量水同煮，食肝、枣，喝汤。

泥鳅粥

原料 泥鳅500克，粳米60克，调料适量。
做法 泥鳅、粳米加适量水，加调料同煮熟食用。

绿豆薏米粥

原料 绿豆20克，薏苡仁（薏米）60克，粳米10克。
做法 绿豆、薏米、粳米同煮粥食用。

猪肝绿豆粥

原料 粳米100克，绿豆50克，猪肝120克，白糖少许。
做法 粳米、绿豆加水适量煮粥，煮至快熟烂时，加入鲜猪肝，猪肝熟后加入少许白糖食用。

（四）化疗期间肾功能异常的食疗方

（1）宜多食食品

① 宜多饮水，多吃新鲜蔬菜和水果（碱性食品）。一些化疗药物还可引起

肾损伤，如顺铂等化疗药物应用时要嘱患者多饮水，多吃新鲜蔬菜和水果（碱性食品）。

② 化疗期间如肾功能异常，可用滋阴补肾食疗方。

（2）应忌食食品

① 一旦出现肾功能损伤要限制蛋白质的摄入。

② 合并水肿者要少吃盐，多吃动物肾脏、乌鱼、菠菜和红苋菜，也可多吃 些富含水分又有利尿作用的食物，如西瓜、黄瓜、冬瓜、丝瓜。

可选药膳食谱如下。

鲤鱼炖冬瓜

原料 鲤鱼1条，冬瓜300克，葱白、食盐各适量。

做法 鲤鱼刮鳞去内脏，同冬瓜共煮汤，调入葱末、食盐少许。每天1剂，15天为1个疗程。

猪腰粥

原料 猪腰1对，大米140克。

做法 猪腰剥去中间白色筋膜，洗净煮汤，煮好汤后加入大米，煮粥食用。

鸭肉粥

原料 鸭肉100克，大米200克，食盐、调味品各少许。

做法 鸭肉、大米同煮粥，加入食盐、调味品少许。

茅根赤小豆粥

原料 鲜茅根200克，赤小豆50克，粳米100克。

做法 鲜茅根洗净，水煮半小时后去渣，放入粳米、赤小豆，同煮粥食用。

（五）化疗期间腹泻的食疗方

① 宜让患者卧床休息，鼓励饮水，吃流质或半流质等少渣食物，少吃或

不吃含纤维多的食物，如粗面包和麦片、豆类、干果、瓜果，以防刺激肠蠕动使腹泻加重。

② 脾虚腹泻患者宜多吃莲子、芡实、炒薏苡仁等食物。

③ 如出现无力、疲劳或化验检查表明血钾下降，宜进高钾食物，也可以口服氯化钾液体等药物。

④ 化疗期间，宜用补益脾胃、止泻的食疗方。

可选药膳食谱如下

白术猪肚粥

原料　猪肚1个，白术60克，生姜少许，粳米100克。

做法　洗净猪肚，切成小块。将猪肚同白术、生姜煎煮取汁，去渣，用汁同粳米煮粥食用。

莲子粥

原料　莲子粉50克，粳米120克。

做法　将莲子粉与洗净的粳米同放锅内，加入清水，先用旺火煮沸，再改用小火熬煮20～30分钟，以米熟烂为度。

酥香鹌鹑

原料　鹌鹑4只，芝麻30克，蛋清2个，酱油10克，精盐2克，白糖3克，葱、姜各10克，淀粉10克，麻油20克，熟猪油1000克（实耗75克）。

做法　把芝麻在锅内炒香取出，撒在每一块挂糊的鹌鹑肉上，烧热锅放入猪油，待油温达六七成热时，放入鹌鹑炸至金黄色（5～6分钟），倒入漏勺内。原锅放入麻油、花椒粉、炸好的鹌鹑块，翻两下取出，即可食用。

栗子烧白菜

原料　白菜叶200克，栗子肉250克，鸡汤300克，精盐、味精、料酒、白糖、葱、姜各适量，水淀粉30克，植物油500克。

做法 将栗子肉放入六成热的油锅中炸熟，再放入鸡汤内煨酥，捞出控净汤。白菜叶切成条，在开水锅中烫一下捞入温水中。锅中放入葱、姜、油烧热，烹入料酒，加入鸡汤、精盐、味精和白糖，调好口味，把栗子肉和菜条放入汤内，用小火煨5分钟，淋入水淀粉勾成稀芡，出锅淋入鸡油即可食用。

（六）化疗期间脱发食疗方

宜用乌发、凉血、滋补肝肾的中药或食疗方，比如何首乌、女贞子、墨旱莲等。化疗期间脱发，用补肾养血的食疗药膳有利于头发再生。

可选药膳食谱如下。

首乌鸡蛋汤

原料 何首乌120克，鸡蛋4只。

做法 将何首乌煎取浓汤，煮鸡蛋4只，此为1天剂量，每天服2次。

芝麻红糖粥

原料 黑芝麻200克，红糖30克。

做法 黑芝麻拣净，略炒，入瓶备用或捣入装瓶。每次用2汤匙加红糖适量，蘸馒头或用开水冲服。

核桃芝麻粥

原料 核桃仁200克，芝麻100克，粳米100克。

做法 将核桃仁及芝麻各研末。粳米加适量水煮熟，再加入核桃仁、芝麻，即可食用。

首乌山药羊肉汤

原料 何首乌30克，山药100克，羊瘦肉500克，生姜9克，桂皮少许。

做法 何首乌、山药、生姜各用纱布包，羊瘦肉切小块，加入桂皮少许调味，加适量水，文火焖煮至烂熟，去药渣，食肉喝汤，每天2次。

（七）化疗期间口腔溃疡食疗方

（1）宜多食食品

① 宜养成良好的口腔卫生保健习惯，如有溃疡形成，应加强口腔护理，可用灭滴灵或5%葡萄糖500毫升加庆大霉素8万单位漱口，每日3～4次。

② 宜选择流质或半流质饮食。

（2）应忌食食品

① 忌食刺激性调味品（如胡椒粉、辣椒粉等）

② 忌过热、过咸、辛辣食物及酸性饮料等。

可选药膳食谱如下。

蜜汁含漱法

原料 蜂蜜。

做法 可用10%的蜜汁含漱，能消炎、止痛、促进细胞再生。也可以将口腔洗漱干净，再用消毒棉签将蜂蜜涂于溃疡面上，涂擦后暂不要饮食。15分钟后可用蜂蜜连口水一起咽下，再继续涂擦，一天可重复涂擦数遍。

生萝卜鲜藕汁含漱法

原料 生萝卜2只，鲜藕一段。

做法 生萝卜、鲜藕洗净，捣烂，绞汁去渣，用汁含漱。每日3次，连用4天可见效。

木耳饮疗法

原料 白木耳、黑木耳、山楂各10克。

做法 白木耳、黑木耳、山楂水煎，喝汤吃木耳，每日1~2次。

功用 治口腔溃疡。

白菜根疗法

原料 白菜根60克，蒜苗15克，大枣10个。

做法 水煎服，每日1~2次。

功用 治口腔溃疡。

苹果疗法

原料 1个苹果。

做法 苹果削成片放于容器内，加入冷水（没过要煮的苹果），加热至沸，待其稍凉后同酒一起含在口中片刻再食用，连用几天即可治愈。

如何选择防癌抗癌的茶疗饮品

（一）抗癌水果茶

猕猴桃蜜茶

原料 猕猴桃2枚，蜂蜜30克。

做法 将新鲜采摘的猕猴桃用冷盐开水浸泡片刻，洗净，剥开，取其果肉，切碎，捣烂，研成细糊状，加冷开水搅拌，调至黏稠，加入蜂蜜，加冷开水至300毫升，混合即成。当蜜茶饮料，早、晚2次分服。

功用 清热解毒，滋养抗癌。适用于食管癌、胃癌、大肠癌等患者，作辅助茶疗饮品。

乌梅山楂茶

原料 乌梅10枚，生山楂15克，绿茶10克。

做法 将乌梅、生山楂（敲碎）、绿茶同入沙锅，加水煎煮20分钟，滤渣取汁即成。代茶饮，当日服完。

功用 生津开胃，提神醒脑，防癌抗癌。适用于食管癌、胃癌、大肠癌、宫颈癌及泌尿系统癌症。

无花果绿茶饮

原料 无花果2枚，绿茶10克。

做法 将无花果洗净，与绿茶同放入沙锅，加水共煎15分钟即成。代茶饮，当日服完。

功用 润肺清肠。适用于早期癌症。

青果乌龙茶

原料 青果（即橄榄）10克，乌龙茶5克。

做法 将青果洗净，拍碎，与乌龙茶同放入沙锅，加水煎煮20分钟即成。代茶饮，当日服完。

功用 生津利咽，解毒抗癌。可作为咽喉癌、食管癌、胃癌等患者的辅助性治疗饮料。

草莓蜜茶

原料 新鲜草莓50克，蜂蜜30克。

做法 将采摘的新鲜草莓除去柄托，放入冷开水中浸泡片刻，洗净，用果汁机捣绞成糊状，盛入碗中，调入蜂蜜，拌匀，加冷开水冲泡至500毫升，贮入冰箱即成。每日2次，每次20毫升，当茶，徐徐饮服。

功用 补虚养血，润肺利肠，解毒抗癌。对鼻咽癌、肺癌、扁桃体癌、喉癌患者在放疗期间及放疗后作辅助茶疗尤为适宜，可缓解放疗反应，减轻病症，促进康复。

木瓜茶

原料 木瓜30克，桑叶15克，大枣10枚。

做法 先将大枣洗净，去核，晒干或烘干，与木瓜、桑叶共切成细末，放入杯内，用沸水冲泡，加盖，闷15分钟可开始饮用。当茶，频频饮服，一般可冲泡3～5次。

功用 祛湿舒筋，止痛抗癌。适用于腹腔肿瘤疼痛不止者。

杏仁蜜奶茶

原料 杏仁30克，蜂蜜30克，牛奶20克。

做法 将杏仁用温水浸泡，剥去皮尖，晒干或烘干，炒黄，研成细末；沙锅加水适量，煮沸时调入杏仁粉末，小火煨煮30分钟，加入牛奶，拌和均匀，继续煮至沸腾即离火，趁热调入蜂蜜即成。早晚2次分服。

功用 补虚润肺，解毒抗癌。适用于各类癌症患者。

（二）抗癌菜茶

生姜茶

原料 鲜生姜500克，茶叶5克。

做法 将鲜生姜洗净，在冷开水中浸泡30分钟，取出后切片或切碎，放入家用水果绞汁机中压榨取汁，用洁净纱布过滤，装瓶贮存于冰箱备用；将茶叶放入杯中，用沸水冲泡，加盖，闷15分钟即可饮用。当茶，频频饮用，一般可冲泡3～5次，每次加3滴生姜汁，滴加后搅匀即可。

功用 解毒散寒，止呕防癌。适用于各类癌症放疗、化疗中出现的恶心、呕吐等症。

芦笋茶

原料 鲜芦笋100克，绿茶3克。

做法 先将鲜芦笋洗净，切成1厘米的小段；沙锅加水后，中火煮沸，放入芦笋小段，加入用纱布袋包裹的绿茶，煎煮4分钟，取出茶叶袋即成。代茶饮，分上、下午2次，频频饮服，芦笋段可同时嚼食。

功用 润肺祛痰，解毒抗癌。适用于鼻咽癌、肺癌、食管癌、乳腺癌、宫颈癌等癌症。

海藻茶

原料 海藻15克。

做法 将海藻用冷开水轻轻漂洗，收集后放入沙锅，加水浓煎2次，每次30分钟，合并2次煎液，煮至300毫升即成。当茶饮，每日2次，每次150毫升煎液，用温开水冲淡，频频饮用。

功用 软坚散结，消痰抗癌。适合甲状腺肿瘤、胃癌、大肠癌患者作防癌药茶饮料，坚持服食，有辅助治疗作用。

葵秆心绿茶饮

原料 向日葵秆心30克，绿茶10克。

做法 将向日葵秆外皮剥去，取秆心（色白者）切碎，与绿茶放入沙锅，加水适量，浓煎2次，每次30分钟，合并2次煎汁即成。早、晚2次温服，或分上、下午2次，每次以沸水冲淡，当茶频频饮用。

功用 和胃利湿，消积抗癌。适用于胃癌、贲门癌、消化道癌症的防治，经常服食，有较好的辅助治疗作用。

薏苡仁菱角茶

原料 薏苡仁50克，菱角100克。

做法 将薏苡仁、菱角洗净，同放入沙锅，加水煎煮2次，每次30分钟，合并2次滤液，混匀即成。当茶饮，早、晚2次分服，频频饮用。

功用 消炎镇痛，祛湿抗癌。适用于食管癌、大肠癌、宫颈癌。

（三）抗癌药茶

白花蛇舌草茶

原料 白花蛇舌草100克。

做法 将白花蛇舌草洗净，切碎，放入沙锅，加水煎煮2次，每次30分钟，合并2次煎液即成。当茶饮，早、晚2次分服。

功用 清热解毒，利湿抗癌。适用于各类癌症，对食管癌、胃癌、大肠癌、宫颈癌及乳腺癌等癌症患者尤为适宜。

鱼腥草茶

原料 鱼腥草30克。

做法 鱼腥草采收后洗净，阴干，切碎，放入沙锅，加水浓煎2次，每次30分钟，合并2次煎汁，小火再煎至约400毫升。每日2次，每次200毫升，当茶频饮，长期饮用。

功用 解毒消痈，清热利尿，强身抗癌。适用于各种癌症。

人参茶

原料 生晒参3克。

做法 将人参晒干或烘干，切成薄片，分上、下午2次，每次取1.5克饮片，放入保温杯中，用沸水冲泡，加盖，闷15分钟即可饮用。当茶饮，频频饮服，一般可冲泡3~5次，当日服完。

功用 大补元气，强身抗癌。适用于各类癌症患者，对肺癌、肝癌、宫颈癌患者尤为适宜。

金银花茶

原料 金银花30克，蜂蜜20克。

做法 将金银花拣净，洗净后晒干或烘干，放入杯中，用沸水冲泡，加盖，闷15分钟即可饮用。当茶饮，饮服时可加蜂蜜，拌匀，频频饮用，一般可冲泡3～5次，当日吃完。

功用 消痈清热，散毒抗癌。适用于各类癌症初起，对鼻咽癌、乳腺癌、宫颈癌及消化系统癌症尤为适宜。

半边莲茶

原料 半边莲30克。

做法 将半边莲（干品）拣杂，切碎，放入杯中，用沸水冲泡，加盖，闷15分钟即可饮用。当茶，频频饮用，一般可冲泡3～5次。

功用 清热解毒，利水消肿，抗癌。适用于各类癌症，对鼻咽癌、肝癌、肾癌等癌症患者，以及伴有癌性腹水者尤为适宜。

半枝莲蜜饮

原料 半枝莲150克，蜂蜜30克。

做法 将半枝莲洗净，切段，放入沙锅，加水煎煮2次，每次30分钟，合并2次煎液，趁热加入蜂蜜，拌匀即成。当茶饮，早、晚2次分服。

功用 清热解毒，祛湿利水，化瘀抗癌。适用于各类癌症，对鼻咽癌、胃癌、肝癌、食管癌、大肠癌、肺癌等癌症尤为适宜，加大用量，对继发性胸膜肿瘤及伴有胸腹水者，也有辅助治疗效果。

罗汉果茶

原料　罗汉果30克。

做法　每年9～10月间果实成熟时采摘，置地板上使其熟，10天后果皮转黄再用火烘烤，制成叩之有声的干燥果实，择量切成饮片，放在有盖杯中，以沸水冲泡，加盖，闷15分钟即可饮用。当茶，频频饮用，一般可冲泡3～5次。

功用　清肺止咳，防癌抗衰。适用于鼻咽癌、喉癌、肺癌患者。

西洋参茶

原料　西洋参3克，麦冬10克。

做法　先将麦冬洗净，放入沙锅，加水煎煮2次，每次30分钟，合并2次煎液，去渣后回入锅中，再煮至沸，放入西洋参，加盖，停火闷15分钟即成。当茶饮，早、晚2次分服，当日吃完。

功用　养阴清热，补气生津，解毒抗癌。适用于鼻咽癌、食管癌、贲门癌、胃癌放疗后，症见口腔黏膜溃破、口干咽燥者尤为适宜。

刺五加茶

原料　刺五加50克。

做法　将挖来的刺五加根茎洗净，切成片，晒干或烘干，放入沙锅，加水煎煮2次，每次30分钟，合并2次煎液，即成。当茶饮，早、晚2次分服，频频饮用。

功用　益气健脾，祛湿抗癌。适用于各类癌症，对癌症患者放疗、化疗出现白细胞减少或下降者尤为适宜。

绞股蓝蜜茶

原料　绞股蓝30克，蜂蜜30克。

做法 将绞股蓝洗净，切碎，放入沙锅，加水煎煮2次，每次30分钟，合并2次煎液，趁热调入蜂蜜，拌和均匀即成。代茶饮，早、晚2次分服，频频饮用。

功用 滋补强身，抑癌抗癌。适用于各类癌症，对肺癌、肝癌、大肠癌、宫颈癌等多种癌症尤为适宜。

如何选择有抗肿瘤作用的中药单方

肿瘤是人类健康的大敌，征服肿瘤、治疗肿瘤是人们共同奋斗的目标。近几十年来，广大的医药工作者，对分属近100个科的近3000种中草药进行了抗肿瘤筛选，实验证实有效的中草药近200种。随着近年科技水平的不断提高，药理研究的进展，很多中药从表面药物功能看不具备抑制和治疗肿瘤的作用，但从药理研究来看却有潜在治疗肿瘤的能力。像薏苡仁、砒霜、苦参等皆是这支队伍中的先遣军，因而中药中存在着很多征服癌症的使者，这些使者的庐山真面目一时还很难被识别，需要人类从多方面、多角度、多层次去探索，去研究，去揭示。我国中草药种类繁多，品质优良，又有数千年中草药的理论和实践为基础，结合新的理论及技术，抗肿瘤中草药的开发将会有更大的进步。

有抗肿瘤作用的中草药可以单方或配伍入药（见表3.1、表3.2），单方与其他方剂的不同之处在于有很强的抗肿瘤作用，用药专一，药力集中，剂量较大。当然这一定要严格在医生的指导下用药。

表3.1 具有抗肿瘤作用的中药单方

分类	代表药
清热解毒类	山豆根、半枝莲、半边莲、白花蛇舌草、藤梨根、冬凌草
活血化瘀类	石见穿、羊蹄根、地龙、土鳖虫、蜈蚣、大黄
软坚散结类	山慈菇、夏枯草、海浮石、石燕、海带、海藻
清热化痰类	象贝母、皂角刺、天南星、半夏
利水渗湿类	半枝莲、半边莲、白花蛇舌草、龙葵

表3.2 不同种类肿瘤中药单方的使用

肿瘤名称	中药
胃癌	麦冬、延胡索、白芍、柴胡、陈皮、三七、白花蛇舌草
食管癌	当归、川芎、冬凌草、三七、没药、白及粉、熟地黄、雷公藤
肝癌	山楂、三七、红花、重楼、斑蝥、蒲公英、茵陈
肠癌	马齿苋、白头翁、半边莲、灯心花、生大黄、白丁香花根
肺癌	龙葵、川贝母、山豆根、陈皮、百部、甘草、鱼腥草
鼻咽癌	无花果、半枝莲、半边莲、两面针、川芎、龙胆、苍耳子
宫颈癌	蒲黄、五灵脂、三七、红花、当归、丹参、地榆、鸡冠花
乳腺癌	皂角刺、青皮、陈皮、王不留行、夏枯草、天葵子、穿破石
膀胱癌	白参、阿胶、白茅根、鲜瞿麦、金银花、白花蛇舌草、车前草
白血病	白花蛇舌草、虎杖、天冬、茯苓、青黛、砂仁、麦冬

如何选择有抗肿瘤作用的中药复方

选择中药方剂，讲究的是理、法、方、药，这是中医辨证论治的全部过程。辨证是根据临床表现，辨别其病因病机、病性、病位；论治是辨证清楚后，确定治疗方法，选用适宜的药物组成方剂。复方是由多个方剂组成或一个方剂随症加减，故肿瘤的治疗用药可根据证型选择并根据不同症状加减。

（一）肺癌

清肺抑癌汤

原料 夏枯草30克，海藻30克，海带30克，生牡蛎30克，石见穿30克，徐长卿30克，牡丹皮9克，瓜蒌15克，生地黄30克，野菊花30克，王不留行30克，铁树叶30克，蜀羊泉30克，望江南30克，鱼腥草30克，蒲公英30克。

功用 清热解毒，化瘀散结。

做法 水煎服，每日1剂。

来源 上海中医药大学曙光医院方。

牛黄紫草根粉

原料 紫草根60克，人工牛黄10克，重楼60克，前胡30克，鱼腥草60克。

功用 清热解毒。

做法 将紫草根、重楼、前胡、鱼腥草制成浸膏，干燥后粉碎，加入人工牛黄和匀。每次15克，日服3次。

来源 民间方。

软坚解毒汤

原料 鱼腥草30克，瓜蒌皮15克，八月札15克，生薏苡仁30克，石上柏30克，白花蛇舌草30克，石见穿30克，山豆根15克，生牡蛎30克，夏枯草30克，赤芍12克，龙葵15克。

功用 软坚化痰，解毒散结。

做法 水煎服，每日1剂。

来源 上海中医药大学龙华医院方。

肺癌方

原料 牡丹皮12克，生地黄12克，鱼腥草30克，蒲公英30克，丹参12克，王不留行12克，野菊花12克，五味子9克，夏枯草15克，海藻15克，海带15克。

功用 滋阴清热，化瘀散结。

做法 水煎服，每日1剂，早、晚分服。

来源 民间验方。

王氏肺癌良方

原料 当归、赤芍、川芎、枳壳、桔梗、桃仁、红花、牛膝、三棱、莪术各12克，生地黄、浙贝母、百部各15克，重楼30克，柴胡10克，甘草5克。

功用 行气活血，化痰散结。

做法 水煎服，每日1剂，早、晚分服。

来源 天津中医药大学第一附属医院，王文翰。

白草抗癌方

原料 垂盆草30克，白英30克。

功用 抗癌消肿。

做法 水煎服，每日1剂。

来源 《千家妙方》。

（二）胃癌

复方蛇舌草汤

原料 白花蛇舌草120克，煨莪术9克，煨三棱9克，赤芍9克，赭石粉15克，海藻15克，昆布15克，制鳖甲15克，旋覆花（包煎）9克，夏枯草60克，白茅根30克，蜂蜜60克。

功用 清热解毒，化瘀散结。

做法 每日1剂，水煎服。

来源 湖北中医药大学。

二焦汤

原料 焦楂曲9克，焦麦芽9克，煅瓦楞子30克，制鸡内金6克，川楝子9克，延胡索15克，陈皮9克，广木香9克，生枳实9克，丹参15克，桃仁12克，生牡蛎30克，夏枯草15克，海带12克，海藻12克。

功用 消食健脾，理气散结。

做法 每日1剂，水煎服。

来源 上海中医药大学曙光医院。

蛇舌草汤

原料 白花蛇舌草60克，天茄30克，白毛藤30克，薏苡仁30克，半夏15克。

功用 解毒祛瘀，化瘀散结。

做法 每日1剂，水煎服。

来源 民间验方。

银花解毒煎

原料 金银花30克，蒲公英30克，茯苓12克，陈皮9克，厚朴9克，生半夏9克，海螵蛸9克，浙贝母9克，香附6克，桃仁9克，石斛9克，枇杷叶9克，竹茹6克，蜈蚣5条，谷芽10克。

功用 清热解毒，化瘀散结。

做法 每日1剂，水煎服。

来源 《中医成功治疗肿瘤》。

密根莲枣汤

原料 棉花根60克，白茅根15克，藤梨根60克，半枝莲60克，车前草15克，大枣3个。

功用 解毒化瘀，益气健脾。

做法 每日1剂，水煎服。

来源 浙江省温州市抗癌研究小组。

藤虎汤

原料 藤梨根60克，虎杖30克，石打穿30克，白花蛇舌草30克，半枝莲30克，瞿麦15克，丹参15克，延胡索9克，陈皮9克，茯苓9克，姜黄9克，香附9克，甘草6克。

功用 解毒化瘀，理气和胃。

肿瘤病饮食调养一本通

做法 每日1剂，水煎服。

来源 湖北省武汉市胃癌防治协作组。

（三）肝癌

健脾软坚汤

原料 川楝子、木香、陈皮、甘草、山楂曲、谷芽、麦芽各9克，鳖甲煎丸9克（吞），白术、薏苡仁、当归、郁金、香附、赤芍、白芍各12克，漏芦、丹参、党参各15克，牡蛎、夏枯草、茵陈、白花蛇舌草、蜀羊泉、铁树叶、海藻、海带、车前草、大蓟、小蓟各30克。

功用 健脾软坚，理气活血，清热利湿。

做法 每日1剂，水煎服。

来源 汤新民.山东中医杂志，1985，（3）：19。

行气汤

原料 丹参12克，鳖甲15克（先煎），生牡蛎12克（先煎），香附9克，木香6克，川楝子9克，赤芍、白芍各9克，鸡内金9克，白花蛇舌草30～60克，紫花地丁30～60克，金钱草30克，白蜜30克（冲服）。

功用 行气化瘀，软坚散结，清热解毒。

做法 每日1剂，水煎服。

来源 经验方。

全虫散

原料 全蝎、蜈蚣、水蛭、僵蚕、蜣螂、守宫（壁虎）、五灵脂各等份。

功用 活血化痰，行瘀散结。

做法 共研细末，每次3克，每日2次。

来源 肿瘤病.人民卫生出版社，1982：68。

加味犀黄丸

原料 麝香3克，牛黄3克，乳香30克，没药30克，熊胆3克，三七粉30克，人参30克。

功用 行气豁痰，化瘀散结。

做法 共研细末，黄米浆为丸，绿豆大，每次1克，每日2次。

来源 《肿瘤病》。

八月札汤

原料 八月札、石燕、马鞭草各30克。

功用 疏肝理气，活血解毒。

做法 每日1剂，水煎服。

来源 《日用抗癌药物手册》。

尾连黄花汤

原料 马尾连9克，金锦香12克，重楼15克，一枝黄花20克，四季菜30克，老鸦柿根60克。

功用 清热解毒，凉血消痞。

做法 每日1剂，水煎服。

来源 《肿瘤要略》。

（四）食管癌

加味五汁饮

原料 韭菜汁、姜汁、蜜汁、梨汁各1匙，鲜竹沥1支，半枝莲、半边莲、藤梨根各30克，旋覆花12克（包煎），赭石15克（先煎），姜半夏10克，陈皮、佛手、薤白各10克。

功用 降逆和胃，理气化痰。

做法 每日1剂，水煎服，30剂为一疗程。

来源 《癌症治验录》。

加味二陈汤

原料 陈皮12克，清半夏12克，木香12克，丹参30克，厚朴12克，三棱13克，莪术13克，重楼30克，枳壳12克，吴茱萸5克，黄连12克，大黄7克，白芷7克，砂仁6克，甘草5克。

功用 理气化痰，活血散结。

做法 每日1剂，水煎服。

来源 天津中医药大学第一附属医院，王文翰。

开关散

原料 牛黄2克，麝香2克，海南沉香10克，礞石10克，硇砂10克，火硝30克，月石40克，冰片10克。

功用 清热解毒，化痰散结。

做法 共研细末，装瓶密封，每次1.5克，每日5～10次，含服。

来源 《中西医结合临床肿瘤学》。

开郁散

原料 当归15克，杭芍15克，柴胡10克，焦白术10克，茯苓15克，郁金12克，重楼10克，夏枯草30克，白芥子10克，僵蚕10克，全蝎3克，旋覆花10克，赭石30克。

功用 疏肝理气，软坚散结。

做法 每日1剂，水煎服。

来源 《中医外科治疗大成》。

（五）宫颈癌

桂桃苓丹方

原料 桂枝9克，茯苓15克，牡丹皮12克，桃仁15克，赤芍12克，乳香6克，没药6克，昆布15克，海藻15克，鳖甲18克，小锯锯藤15克。

功用 活血通经，软坚散结。

做法 每日1剂，水煎服。

来源 民间方。

蜀红汤

原料 蜀羊泉18克，大枣5枚，明党参5克，红茜草3克。

功用 清热解毒。

做法 每日1剂，水煎服。

来源 安徽中医学院肿瘤科。

抗宫颈癌Ⅰ号（宫颈癌早期）

原料 轻粉、藤黄各6克，冰片3克，铅粉10克，硼砂、川楝子各15克。

功用 消炎解毒。

做法 共研细末，纳入蚕茧壳中，上于宫颈糜烂处，隔日冲洗换药1次。

来源 《癌症治验录》。

抗宫颈癌Ⅱ号（宫颈癌中期）

原料 鲫鱼粉30克，生穿山甲10克，冰片、火硝各3克，朱砂6克。

功用 去腐生新。

做法 共研细末，混匀，上于宫颈糜烂处，隔日冲洗换药1次。

抗宫颈癌Ⅲ号（宫颈癌晚期）

原料　海螵蛸、小鼠粉各24克，象皮15克，冰片3克，麝香适量。

功用　生肌。

做法　共研细末，混匀，上于宫颈糜烂处，隔日冲洗换药1次。

来源　《癌症治验录》。

（六）恶性淋巴瘤

加味解毒散结汤

原料　板蓝根30克，马勃4.5克，薄荷10克，蒲公英30克，瓜蒌15克，苦桔梗10克，生地黄12克，赤芍12克，重楼12克，郁金10克，蜂房3克。

功用　清热解毒，活血消肿。

做法　每日1剂，水煎服。

来源　《千家妙方》。

二花二蓟散

原料　半枝莲500克，金银花250克，野菊花250克，夏枯草250克，穿山甲15克，大蓟15克，小蓟15克，牡丹皮6克。

功用　凉血解毒散结。

做法　共研细末，制成内服散剂。口服，每次9克，每日3次。

来源　《抗癌中草药制剂》。

两根莲花汤

原料　藤梨根30克，抱石莲30克，小春花30克，岩珠12克，棉花根12克，黄芩12克。

功用 活血清热抗癌。

做法 每日1剂，水煎服。

来源 《抗癌中草药制剂》。

南星象贝汤

原料 制何首乌15克，炒白术15克，象贝母9克，僵蚕12克，橘叶9克，姜半夏12克，制南星12克，夏枯草24克。

功用 理气化痰，散结通络。

做法 每日1剂，水煎服，3次分服。

来源 《肿瘤的辨证施治》。

八月红花汤

原料 炒白术12克，黄药子12克，水红花子30克，天龙3条，八月札12克，玫瑰花6克，制苍术9克，橘皮叶9克。

功用 理气活血解毒。

做法 每日1剂，水煎服，3次分服。

来源 《肿瘤的辨证施治》。

（七）乳腺癌

慈菇金盘汤

原料 八角金盘12克，蜂房12克，山慈菇30克，石见穿30克，八月札30克，皂角刺30克，黄芪15克，丹参15克，赤芍15克。

功用 益气活血解毒。

做法 每日1剂，水煎服。

来源 安徽省安庆市第一人民医院，马吉福。

解毒散结汤

(原)(料) 山海螺30克，枸橘李15克，络石藤12克，蒲公英12克，
当归、制香附、土贝母、夜明砂各9克，山慈菇6克。

(功)(用) 理气解毒，软坚散结。

(做)(法) 每日1剂，水煎服。

(来)(源) 《中西医临床肿瘤学》。

王猫软化方

(原)(料) 王不留行30克，猫眼草30克，金银花30克，玉枢丹12
克，冰片0.6克。

(功)(用) 理气活血解毒。

(做)(法) 制成浸膏，日服4次。

(来)(源) 安徽省人民医院。

二丹汤

(原)(料) 当归45克，夏枯草45克，橘核12克，白芷9克，僵蚕6
克，牡丹皮6克，丹参15克，爵床草30克。

(功)(用) 活血化瘀。

(做)(法) 每日1剂，水煎服或用水酒炖服。

(来)(源) 福州市第一人民医院。

慈菇蟹丸

(原)(料) 山慈菇200克，蟹壳100克，蟹爪（带爪尖）100克。

(功)(用) 解毒散结。

(做)(法) 共研细末，以蜜为丸，每丸重10克，每日3次，每次
1~2丸，饭后用。

(来)(源) 河北伍瑞久。

（八）鼻咽癌

河柳抗癌方

（原）（料）西河柳15克，地骨皮30克，夏枯草15克，土茯苓30克，炙甘草4克。

（功）（用）解毒抗癌。

（做）（法）每日1剂，水煎服。

（来）（源）《肿瘤的辨证施治》。

散结消癌汤

（原）（料）昆布、海藻、金银花、黄柏各9克，何首乌、天花粉各18克，蒲公英9克。

（功）（用）清热解毒，散结抗癌。

（做）（法）每日1剂，水煎服，2次分服。

（来）（源）《湖南中草药单方验方选编》。

蛇草抗癌方

（原）（料）白花蛇舌草60克，半枝莲30克，金果榄9～12克。

（功）（用）解毒抑癌。

（做）（法）每日1剂，水煎服。

（来）（源）《中草药单方验方选编》。

二虫抗癌方

（原）（料）山慈菇15克，肿节风30克，蜈蚣2条，全蝎6克，苍耳子12克，半枝莲、白花蛇舌草、黄芪各30克。

（功）（用）解毒散结，抗癌。

（做）（法）每日1剂，水煎服。

（来）（源）《百病良方》。

蜈蚣地龙散

原料 蜈蚣3条，炮穿山甲、土鳖虫、地龙、田三七各3克。

功用 解毒抗癌。

做法 焙干，共研细末，用米醋调成悬浊液服，每日1剂。

来源 《抗癌中草药制剂》。

（九）卵巢肿瘤

活血止痛汤

原料 山楂30克，益母草15克，当归、延胡索、紫草各9克，川芎6克。

功用 活血化瘀，消肿止痛。

做法 每日1剂，水煎服。

来源 《肿瘤要略》。

麝香血竭方

原料 麝香0.6克，血竭6克，牛胆30克（干品）。

功用 活血散结。

做法 共研细末，装100个胶囊，每日2次，1次1粒。

来源 《癌症家庭防治大全》。

蛇莲地鳖汤

原料 白花蛇舌草60克，半枝莲60克，橘核15克，昆布15克，桃仁15克，地龙15克，土鳖虫9克，川楝子9克，小茴香9克，莪术12克，党参12克，红花3克，薏苡仁30克。

功用 活血消癥。

做法 每日1剂，水煎服，分2次服用。

来源 湖北中医药大学附属医院。

三白汤

原料 白英30克，白茅根15克，白花蛇舌草15克，石橄榄30克，紫草根15克，南五味子根30克，陈皮15克，两面针9克，半枝莲15克，延胡索6克，广木香9克。

功用 清热解毒，行气活血。

做法 每日1剂，水煎服。

来源 《安徽单验方选集》。

大黄黄柏膏

原料 大黄6克，黄柏3克，侧柏叶6克，泽兰3克，薄荷1.5克。

功用 清热解毒，凉血散瘀。

做法 共研末煮糊加酒少许，外敷腹部，每晚睡前敷至翌日。

来源 《抗癌本草》。

如何选择有扶正作用的补益中药

中医药治疗中的扶正是指使用具有扶助正气作用的药物与方法，通过恢复正气，提高机体抗病能力。中医学认为"正气存内，邪不可干""邪之所凑，其气必虚"，也就是说正气不足或降低是人体发病的根本。对于肿瘤的发病来说，虽然由于外邪入侵、七情内伤、饮食失调、理化刺激等多种多样的外邪留滞，但机体正气亏虚、免疫功能降低导致的抗病能力下降，则是肿瘤发病的重要内在因素。同样，在肿瘤形成后的发展过程中，也存在着机体正气与肿瘤这一邪气两方面力量的对比，并影响着病情变化、发展过程、预后转归。正气胜则病退，正气衰则病进，随着正邪的消长，机体会出现各种不同的病理变化。

大多数中药无明显毒副作用，除少数以毒攻毒的药物外，许多制剂在毒理学试验中高出临床用药剂量几十倍也无法测出动物的LD_{50}，因此一般不会因长期用药引起骨髓抑制、蓄积中毒及其肝肾功能障碍等不良反应。中医用药讲究辨证施治，可根据患者肿瘤分期的不同、症状的变化、病情的需要随时修改处方内容，这种给药方式改变了肿瘤"千篇一律"的治疗模式，处方非常灵活。随着制药工业的发展，研制出了多种新型剂型，用药方便，剂量准确，已广泛用于临床，取得了良好的效果。

很多肿瘤患者一经确诊已经并非早期，其病程相对漫长，而手术及放化疗治疗过程所需要的时间较短，在治疗后较长时间需要不断用药，以便随时调整、纠正机体的某些失调，去除肿瘤复发因素、减少转移的机会。评价肿瘤治疗效果也不是彻底地消灭癌细胞以达到根治的程度，特别是那些已经无手术及放化疗指征的中晚期患者，治疗的目标应是在如何提高生存质量、减轻痛苦的基础上延长生存时间、甚至寻求长期带瘤生存。故中医药的这些特点适合肿瘤患者的长期伴随治疗。

近年来的研究表明许多中药都不是直接杀伤肿瘤细胞，而是通过影响机体的免疫功能而达到促进肿瘤患者康复、恢复健康的目的。中药的增强免疫作用，以扶正固本类中药更明显，也包括一些清热解毒、活血化瘀中药。还有些中药对免疫系统具有双重影响，既有免疫增强作用，又有免疫抑制作用，可称为免疫调节作用。

补益中药主要是通过增强免疫细胞和免疫因子活性，调节机体内部平衡而发挥抑瘤作用。

近40年来，国内应用中医药提高机体免疫功能来治疗肿瘤取得了良好疗效。特别是对于接受放疗、化疗的患者，应用中药可显著改善放疗、化疗造成的免疫抑制和骨髓造血功能抑制等，提高放疗、化疗的完成率，延长生存期，提高生存质量。

总的来说，扶正补益药物有以下多方面的作用：提高和调整机体的免疫功能，提高内分泌功能及增强体液调节作用，提高和改善机体的新陈代谢，改善骨髓造血功能，减轻放疗、化疗的不良反应，提高肿瘤治疗效果及延长生存期，调节细胞内环核苷酸的含量，使肿瘤细胞向正常细胞转化，对失调的生理功能具有"双向调节作用"，类似"天平效应"，可使失调的生理功能恢复生理平衡，重建内环境的平衡，以利恢复健康。

中医药治疗方法在具体应用时，要从整体观念出发，按照中医辨证论治的原则，根据对患者进行望诊、闻诊、问诊、切诊等所得到的病情资料，以症状和体征入手，结合体质、环境、生活习惯、行为方式等因素，参考有关肿瘤的各项理化检查，全面分析病情，得出辨证的结论，作为治疗依据，确定治疗方法，选用相应的方药。对以正虚为主的肿瘤患者，要以扶正的中药为主（见表3.3），兼顾祛邪；对正虚邪实的肿瘤患者，可扶正祛邪并举。这样才能取得较好的临床疗效，在增强、调节免疫功能的同时，改善肿瘤患者的症状，杀灭肿瘤细胞或抑制肿瘤细胞的生长，提高机体的抗病能力，促进肿瘤患者的康复。

表3.3　常用的补益中药

类别	中药
补气药	人参、黄芪、白术、山药、甘草、灵芝
补血药	大枣、当归、何首乌、熟地黄、白芍、生地黄、鸡血藤
补阴药	龟甲、鳖甲、银耳、沙参、麦冬、天冬、石斛、百合、枸杞子
补阳药	鹿茸、胡桃肉、冬虫夏草、蛤蚧、杜仲、韭菜子

如何选择中医运动疗法

（一）运动疗法防癌康复的特点

肿瘤患者在经过多种治疗（如手术、放疗、化疗）后，一般身体都比较虚弱，其中相当一部分患者还有各种并发症，为了尽快促使患者恢复健康，除了加强营养外，坚持有计划、有目的的体育锻炼是至关重要的。现代医学研究和临床观察资料表明，我国古人创造的多种运动方式如导引，以及五禽戏、八段锦、太极拳、易筋操、体操、慢跑等在肿瘤患者的防癌保健过程中，能使患者对生活充满信心，使原先的症状缓解，而且，还能使肿瘤患者的生存期延长，有较好的辅助治疗作用。有不少肿瘤患者，医生临床判断为仅能存活数月，可是在坚持不懈的锻炼后，却奇迹般地活了下来。

（二）运动疗法防癌康复意义

（1）增加机体的吸氧量　人体运动时，如太极拳、五禽戏等，其吸氧量要比安静时多几倍甚至十几倍。美国医学研究发现，人体吸氧量增多，呼吸频率加快，通过体内气体交换，可将一些致癌物质排出体外，降低肿瘤的发病率，即使得了癌症，身体康复也较快，也能延长生命。

（2）运动可消耗体内多余的脂肪　医学研究表明，脂肪是形成前列腺素、雌激素的原料基地，而结肠癌、乳腺癌的形成与这些物质关系密切。有报道说，纽约洛克菲勒大学研究人员发现，雌激素在体内新陈代谢中产生的某些活性物质，能促使乳腺癌的形成。这类活性物质的产生，与体内脂肪量有关。据观察，消瘦的女性和女运动员体内的雌激素不产生上述活性物质。波士顿的美国学者指出，曾是运动员的女性，其乳腺癌和宫颈癌的发病率下降50%。运动消耗了脂肪，减少了雌激素的生成，降低了雌激素代谢产物的致癌作用，从而提示其抗癌效果。

（3）运动锻炼可以改善人体免疫系统功能　实验研究资料表明，机体处于运动状态时，每小时分泌的干扰素量较之平时要增加1倍以上，干扰素的抗病毒和抗肿瘤作用均已被现代医学研究所证实。德国的免疫学家还发现，人体免疫细胞数量可随运动量的增大而上升，甚至骑自行车、跑步、上下楼梯以及家务劳动均可增加免疫细胞的数量，从而有可能在肿瘤细胞形成之初就将其杀灭。相反，久坐不动者由于缺乏足够的免疫细胞，容易诱发肿瘤。这一现象已被有关行为学家的研究所证实，人体久坐不动，其自然重心被人为地一分为二：一个位于心、肺，另一个位于腿部，这就扰乱了机体的压力平衡和生化过程。如果长期久坐不动，细胞功能必然会出现混乱，增加致癌的机会。

（4）运动可以调节情绪　患者在锻炼中通过人际交往，如病友之间的相互同情和鼓励，以及参加锻炼时所获得的各种积极信息（如成功的经验、规律的生活制度和良好的锻炼环境等），都会对自身的情绪有积极的影响。各种锻炼项目对患者都有特定的心理影响，实际上是一种意念转移法，使紧张、苦闷、孤独的心理松弛下来，从而鼓起战胜疾病的信心，建立较为健康的心理状态，消除悲观情绪。俗话说得好，"运动胜似灵芝草"。体育疗法抗癌的大量事实表明：运动的作用可以代替药物，但所有药物都不能代替运动。

（5）运动能锻炼意志　信心和毅力对战胜许多疾病都是至关重要的，"信心是半个生命"。当人患病尤其是患了肿瘤之后，要有坚强的意志、必胜的信念、巨大的毅力、乐观的情绪、超大的勇气、顽强的斗争精神以及压倒病魔的气概。有理由相信，通过运动，增强信心和毅力，加之合理治疗，就一定会出现"病树前头万木春"的喜人局面。

《荀子·天论》中说："养备而动时，则天不能病。"讲的是供养完备而活动适时，人体可抗御一切病症，这对肿瘤患者来说，同样有深刻的意义。现代医学研究结果也表明，体育疗法不仅能防癌，而且对肿瘤有较好的辅助治疗作用，是很值得提倡的自然疗法。

（三）防癌康复运动疗法的注意事项

对肿瘤患者来说，进行防癌康复的运动疗法，与普通的体育锻炼和一般的治疗方法是有所区别的。

（1）应该在全面身体检查的基础上，选择适当的运动项目。

（2）在进行项目锻炼过程中要控制运动量　标志运动量的因素包括数量、强度、密度以及运动质量几个方面，要因人、因时、因地制宜，经过实践体验，就可以自己掌握最佳的运动方式及适宜的运动量。

（3）要循序渐进　开始时运动量要小些，以不感疲乏为度，待身体完全适应后，再逐步增加运动量。不但每次锻炼要循序渐进，而且整个运动的安排也要循序渐进；患者的体育锻炼必须严格按照"有氧代谢"的原则进行，就是说锻炼身体必须掌握好"火候"，即身体各部分都能得到充分的活动，但与此同时又不能使身体出现明显上气不接下气的气喘现象。

（4）要持之以恒　体育锻炼不是什么"灵丹妙药"，不可能一两次运动后就奏效。必须坚持不懈，长期锻炼，要有毅力和恒心，要把体育锻炼当作吃饭、睡觉一样，看成是生活的必需，只有坚持下去，才能达到防癌强身的目的。

（5）锻炼时始终要有一个良好的、积极的自我暗示　所谓自我暗示，就是用语言和形象对自己的身体施加影响。如想象自己身体最佳时的情景，仿佛自己回到了那个时代，尽量体验那种美好的情绪，并尽量保持住这种情绪。默念字句如"我的身体一定会好起来""我现在感觉很好""我一定能战胜疾病"等，患者可以自己挑选符合自己愿望的自我暗示内容，日久天长必有好处。

（6）要注意体育卫生　锻炼前要根据运动内容做好准备活动，运动中要掌握正确的呼吸方法，养成用鼻呼吸的习惯，注意动作和呼吸的配合。进行锻炼后，要做整理工作，不要马上坐下或躺下，要使运动状态逐渐恢复到正常状态。要注意，饭前饭后半小时及睡前均不宜做运动量大的体育锻炼。

（四）各种运动疗法介绍

1．太极拳

太极拳为我国特有的武术项目，也是我国传统的体育保健疗法之一。太极拳的动作轻松柔和，呼吸自然，连贯协调，气沉丹田，要求横膈运动和腹肌运动相结合，这样可以改善血液循环，加强对消化道的机械刺激作用，有益于循环系统、呼吸系统、消化系统疾病的康复。太极拳对癌症的防治有积极作用，尤其是癌症手术，或放疗、化疗过程中以及康复期，量力而行地选择锻炼太极拳，有较好的辅助治疗作用。

打太极拳时必须"以意导气，运动四肢，气迫全身"。它采用内功与外功相结合，使呼吸、意念与运动三者和谐统一，动作、运行路线处处带有弧形。练习时，要求精神贯注、上下相随、虚实分明、连贯圆活、速度均匀，好像行云流水，连绵不断。太极拳适合于不同年龄、性别及体质的人锻炼，尤其适合于广大中老年人以及癌症患者和康复期患者锻炼。

2．八段锦

八段锦创于北宋末年，是一种距今已有800多年历史的传统保健方法，它是由八种导引动作复合而成，每式的动作设计都针对一定的脏腑保健或病证治疗的需要，有调整脏腑功能、疏通经络气血的作用。八段锦分南（坐式）、北（站式）两派，都是静中有动，动中有静，功法简单易学，安全可靠，老少皆宜。坐式八段锦注重柔和，更适用于癌症患者及年老体弱者锻炼。练习时不可用力，动作宜柔、宜缓，呼吸匀静细长，快慢同于体操。其坐式较多，可散坐、端坐、单盘坐、双盘坐或随意坐等，中老年人多宜端坐或单盘坐。

3．五禽戏

五禽戏是一套动功保健疗法，主要通过模仿动物的动作和神态等，以达强身防病的目的。将五禽戏整理总结成一种疗法并应用于临床者，为著名医家华佗。《三国志·魏书·华佗传》记载："吾有一术，名五禽之戏，一曰虎，二曰鹿，三曰熊，四曰猿，五曰鸟。亦以除疾，兼利蹄足，以当导引。体有不快，起作一禽之戏，怡而汗出，因以著粉，身体轻便而欲食。"目前所见较早载录"五禽戏"具体练法的是南北朝陶弘景的《养性延命录》，后世所流行的五禽戏练法有10多种，动作变异较大，但基本精神相仿。古籍有载，"禽为鸟兽之总称"，由此得名的"五禽戏"能增强肌力，使人动作灵敏、协调、平衡，改善关节功能及身体素质，不仅有利于高血压病、冠心病、高脂血症等的防治，而且对癌症患者的康复也有较好的医疗保健作用。

随着科学的发展，癌症正在被人们用综合疗法去征服，晨练就是一种有效的手段，对于肿瘤尤其是癌症患者，因人制宜地选择晨练方式，不仅能增强体质，改善症状，同时可以减轻放疗、化疗等的不良反应，使癌症的治疗得以完成并增强疗效。只要身体条件适应，可选择五禽戏作为自己的锻炼项目，实施体育疗法。

4．易筋操

易筋操源于易筋经，是现代学者以简易与实用为原则，加以整理论释，并选择式数较少、老少皆宜的一套简练的操法，对癌症康复期患者及中老年人是十分适合的。易筋操与易筋经一样，围绕着形体屈伸，以及一定的姿势，借呼吸法诱导，加强中枢神经对机体各部的控制，依靠这种坚持不懈的运动方式，逐步提高内脏器官的功能和加强肌肉的力量，促进体内各种组织液的循环，加强血管的舒缩和弹性，调整和加强全身的营养吸收，对于慢性疾患的康复、保健及延长生命都很有益。

易筋操的运动量小、柔缓，没有高难动作，整个操练都以手掌为主的形式进行，并伴以呼吸运动，不仅容易掌握，而且利于坚持。

如何选择精神疗法

（一）精神疗法抗癌介绍

当患者确知自己得了被误导为"不治之症"的"癌症"时，死亡的阴影便会悄然袭上心头，好像接到"死亡通知书"那样，产生沉重的心理压力，精神委靡，神疲乏力，食欲不振，甚至丧失与肿瘤作斗争的勇气。身体发生了肿瘤并不可怕，可怕的是精神上受到肿瘤的压抑，并由此造成的恐惧。现实生活中，由于对肿瘤的可治愈性了解得不多，有的甚至处于无所知的状态，以致一部分患者一旦知道自己被确诊为肿瘤后，便认为："一切都完了"，精神防线崩溃了，消极等待死神的降临。俗话说："哀莫大于心死"，这样的患者思想上不再有生存信念，常常过早地死去。

因此，医务人员以及癌症患者的家属和亲朋好友，除了自身提高心理素质、社会医学知识外，更重要的是应不失时机地对肿瘤患者进行心理疏导，开展多环节、多层次的心理治疗，如信心疗法、自我暗示疗法、放松疗法、谈话疗法以及精神寄托疗法等，并采取"生活意义疗法"和有效地运用肿瘤恐惧心理消除法与不良心理消除法，使肿瘤患者从悲观转为乐观，从恐惧感中解脱出来，从而有信心制服癌魔，从被动地接受抗肿瘤治疗转为主动地迎战肿瘤，发挥大无畏的勇猛精神，去攻克一个个战则必胜的顽固的"癌"的堡垒。

（二）各种精神疗法介绍

1．信心疗法

当患者知道自己得了肿瘤时，产生一系列复杂的心理反应是不足为怪的，关键在于是恐惧、绝望，还是抗争、自信。

现代医学认为，信心产生的作用是在健全的心理和理智基础之上的，是通过复杂的心理和生理作用来实现其价值的。科学研究证明，每个人的机体内部都有一种超乎寻常的潜能。这种潜能一旦被激发出来后，它将使人得到意外的收获，甚至会出现奇迹，而信心就可激发这种潜能。信心，是战胜肿瘤的先决条件。有信心，才能激发拼搏精神，保持坦然心境，才能挖掘自身抗癌的潜在能力，从而战胜肿瘤。

（1）正确认识肿瘤，具有必克的精神和心理准备 就目前来说，肿瘤患者的命运绝不是人们想象的那样悲观。20世纪60年代被认为不治之症的儿童急性淋巴细胞性白血病，现在有80%可缓解，50%可治愈。恶性淋巴瘤5年生存率可达80%以上。恶性程度极高的子宫绒毛膜上皮癌，即使到了晚期，也有90%的患者可获得治愈。有资料报道，近年来统计，全世界经治疗的各种恶性肿瘤总的5年生存率已接近50%。中国人多发的鼻咽癌的总治愈率也已近50%，若早期治疗则治愈率可达80%以上。据有关资料报道，目前，每2位癌症患者中有一位可以获救。在我国，早期宫颈癌、食管癌、胃癌等根治率已分别达到95%、90.3%、99.9%，作为"癌中之王"的肝癌也有56%可以存活5年以上。总之，在现有的已知肿瘤中，1/3可以治愈，1/3可以经治疗减少痛苦，缓解症状，并延长寿命。至于依靠坚强的信念和意志，彻底降服癌魔，成为"抗癌明星"的人，现在更是越来越多。

（2）要抱着"既来之，则安之"的积极态度　一个人一旦被告知确诊患了肿瘤，心情必然十分沉重。在这个痛苦的事实面前，很多人往往陷入不知所措的境地。这时，应尽快地恢复镇定和自信，在思想上要乐观处世。只有在精神上不被肿瘤所压倒，心理上保持平静，方能下定决心，顽强地去战胜疾病。患者的自信，加上治疗方案的正确实施，以及医生和家属的积极配合，往往可大大开拓战胜肿瘤的前景。

（3）阅读事例　经常阅读一些肿瘤患者同癌魔作斗争而康复的事例，从中激发自己同癌症作斗争的必胜信念。

（4）记录经历　随时将自己同肿瘤进行斗争的成功经验和良好反应记录下来，或者讲给亲人、朋友听，经常与同室病友或癌友交流信息，交换经验，不断总结，坚信有盾必有矛，一物制一物的自然法则，确信肿瘤并非不治之症。只有坚定信心，才能变被动为主动，从而为科学的、精心的治疗创造必要的条件。

2. 生活意义疗法

20世纪80年代，日本肿瘤专家伊丹仁朗在治疗晚期肿瘤中创立了一种心身治疗方法——"生活意义疗法"。该疗法的出发点是，对肿瘤病变不仅要从生理学的角度，还要从心理学的角度来治疗。该疗法让肿瘤患者的生活丰富多彩，充满乐趣，同不安和恐惧进行斗争，使之心理健康，提高机体免疫力，在实施中取得了很大成功，被美国学者称为"有关肿瘤患者康复的一场革命"。目前，"生活意义疗法"已在美国、法国、加拿大等国家得以推广，是值得推荐的精神心理疗法。生活意义疗法包括5个方面的指导措施。

（1）自己做自己的主治医生，跟自己的疾病作斗争，配合医生进行必需治疗。

（2）生活要有目标，活一天就要愉快地生活一天，把自己的精力集中到工作、家庭，或个人兴趣和对社会做贡献等方面。

（3）为他人做点力所能及的好事，使自己感到生存的价值。

（4）要有正确的生死观。从科学角度探讨死亡，人有生有死，把它视为自然现象，要把这些问题置之度外，心情就会放松。这样，就可以无忧无虑地与病魔作斗争。

（5）要使自己的生活丰富多彩，充满乐趣，同不安和恐惧进行斗争，积极参加一些有益心身的活动，如讲笑话、听音乐、看电视、玩游戏、登山和交朋友等。

肿瘤患者不要总是生活在"死亡"的阴影下，而应勇敢和坚定地活下去。患了肿瘤并不等于面临死亡。肿瘤可以康复，有些甚至可以治愈。肿瘤患者应有长期抗争的精神，积极参与自己的生活管理。伊丹仁朗认为，能与肿瘤进行主动抗争的人，"其生存期可以达到10年以上；而被肿瘤击倒的人，生存率不足20%"，由此足见心理治疗是多么重要。

据调查，接受这项心理疗法的群体中，绝大多数肿瘤患者脑力和体力方面并没有完全丧失，患者的生理状况、记忆力、思维能力、智力水平仍有潜力，社会、家庭、个人还需要他们继续发挥作用。他们中间的有些人，还可以作出卓越贡献。总之，得了肿瘤以后，除了手术、放化疗和中医药治疗外，增强战胜肿瘤的信心也是很重要的。

3. 谈话疗法

对于肿瘤患者来说，正处于一种生与死的边缘，住往容易产生一些紧张、焦虑、烦躁、抑郁等不良情绪。这时患者如果缺乏人际间的交往，常常处于一种孤独寂寞的状态，就会使上述种种不良情绪无法得到良性宣泄，也无法获得他人的关心和劝导，由此，将会加重病情。与肿瘤患者进行良好而有效的沟通，以及必要的心理干预，使其克服不良心理状态并构筑抗癌心理防线，是遏制癌魔的首要前提。

在进行"谈话疗法"时，可根据患者不同情况，采取以下两种方式。一是单独谈话，可以有配偶和家庭成员加入，这也是医生"话聊"中最常采用的方式。谈话需要患者表达出自己的不良情绪，表达出自己的愿望，也可以谈谈对死亡的看法，目的是缓解紧张心理，减轻其恐惧感和绝望感，提高他们与医生的合作程度，坚定治疗信心。二是鼓励患者加入和形成病友"圈子"，加入"癌友俱乐部""癌友康复协会"或"抗癌乐园"，用集体的力量（也可称之为"群体心理疗法"的作用）来建立自己的精神支柱。相互学习和交流抗癌经验，相互激励和互为榜样，振奋精神，共同以积极乐观的心态阻击癌魔。可或聚会，或交流，开展各种抗癌活动，举办药疗、食疗等康复咨询讲座及文体活动，其内容丰富多彩，有肿瘤专家讲肿瘤的预防和治疗，有患者谈自己的体会，还有肿瘤康复者介绍他们的经验。交流时常常是边谈边说话，边讲边议论，有问有答，气氛热烈，使参与者受益匪浅。这种无拘无束的互相交流、互相关心、互相照顾的群体心理疗法，可以有效地提高肿瘤患者的生存质量，延长生存期，甚至部分患者完全康复。

4. 自我暗示疗法

自我暗示疗法，属于心理疗法范畴，又称"精神性疗法"或"整体机能疗法"，还有人把它称为"精神想象操"。这种疗法在国外十分盛行。

现代医学心理学研究发现，自我暗示是借助患者的主观意念进行积极的思维和想象，提高了人体的免疫力和抗病力，从而使病症得以缓解或消除。想象疗法所带来的积极情绪、良好心态可通过免疫系统来增强抗病能力。癌症是一种死亡率很高的疾病，死亡的巨大威胁使得肿瘤患者常常"胡思乱想"，对自己进行消极的自我暗示。运用积极的自我暗示进行精神疗法，不仅要求肿瘤患者用乐观的思维方式去看待一些问题，还要求患者能经常主动地运用一些激励式的语言，反复自我鼓励。比如经常在心中这样想："我的身体一定会好起来，肿瘤细胞正在被消灭掉"等，以产生积极暗示的最佳效果。

南京有位张老师，患了结肠癌。在生病之初，他常常朝着坏的方向想。有一次看病，他挂的是54号，便由此联想到"54"不是"吾死"的谐音吗？学校送他入院治疗时，正巧是住在十四床，谐音"是死"，这下必死无疑了。那段时期，张老师的脑子里天天盘旋着的，都是些死亡啊、灵堂啊、骨灰啊……他陷入了极度绝望之中。后来，经过医院心理医生的治疗，同事、朋友和家人的劝解与开导，张老师终于想通了。他为自己立下一条规矩：凡事都往好处想，多活一天也是胜利。不久之后，张老师到医院复诊。真巧，挂的号又是"54"号，张老师便对自己进行积极的自我暗示：这不是"吾死"而是"武士"，我现在就是战胜癌症的"武士"。经过这样积极的心理暗示，张老师的精神明显地振奋起来，心情也好多了。张老师依靠这套自我暗示的心理疗法，加上医生的精心治疗，首先闯过了"五年存活率"大关，而后病情稳定，症状消失。至今十多年过去了，张老师安然健在。

鉴于想象有"越想越像"的神奇功能，美国专家已将免疫系统与癌细胞作战的过程先编制成程序，然后让患者闭目、放松，再按编好的作战程序想象"攻击"肿瘤细胞。结果：在119名接受这种疗法的患者中，有1/4的患者得以康复，其余3/4的患者也不同程度地延长了生命。其中有1例继发性未分化癌患者，经过2个月的想象疗法，并配合以适当的食疗、药疗，癌瘤竟全部消退。

我国学者邵道生，中国社会科学院社会研究所心理研究室副研究员，自1988年身患肿瘤后，采用西医、中医、心理结合疗法，收到了显著的疗效，特别是以他自己作为被试对象，进行了治癌的试验，逐渐摸索出一套可以实施，可以操作，方法简单，不需场地与仪器，不需他人协助的"自我暗示（想象）意念治癌操"，这套治癌操共分五步。

第一步：放松

要使全身肌肉处于放松状态，让每一块肌肉都松弛下来，不要处于一种僵硬状态，因为当肌肉紧张时，人的注意力就会被干扰。

第二步：入静

此时大脑不要考虑任何问题，使大脑放松下来，做到真正的入静。要做到入静，刚开始可能很困难，患者可放松身体各部分，闭目、舌舐上腭，由头至脚，循序放松全身各部分关节和肌肉。为了测试自己是否放松了肌肉，可以先轻轻地握拳头，以感受肌肉的松弛程度，如此反复至感受到真正的放松即可。

第三步：聚气

用意念去想象大地充满着激活万物的"生命之气"，而且要将这种具有激活之力的"生命之气"通过想象，慢慢地在头的上方"集合凝化"在一起，变成一束锋利无比的"激光束"。

第四步：杀癌

通过意念和想象，让这股"激光束"从脑部的百会穴射下来，然后通过想象，让这股"激光束"进入导致自己产生疾病的病源所在处，在"激光束"通过病源的时候由大脑发出指令，杀死癌细胞。

第五步：排浊

当"激光束""流过"病源，杀死癌细胞之后，通过意念与想象，使其成为一股"浊气"或"浊流"，然后再通过意念和想象，使这股"浊气"或"浊流""流向"脚下，从涌泉穴排泄出去。

如何选择娱乐疗法？

（一）娱乐疗法抗肿瘤介绍

娱乐疗法是通过各种娱乐活动（如听音乐、学歌咏、看电影、看电视、看戏剧表演、跳舞、游戏、下棋、游园等），来陶冶性情、增进身心健康的一种心理治疗方法。

娱乐治疗由来已久。古希腊思想家亚里士多德以及古代中国的《乐记》里，都曾论述过音乐等娱乐活动的治疗作用。我国古代医案中也有不少娱乐治疗的记载。例如清代，有一县令，终日愁眉不展，郁郁寡欢，食不知味，寝不安枕，一天天消瘦下去，虽多方求医，仍无效果。后来听说有一位名医，医道高明，便前往求治。名医问明了病情并诊脉之后，一本正经地对他说，你乃"月经不调"。县令听罢，啼笑皆非，甩袖而去。以后逢人便讲这件怪事，每说一回，便捧腹大笑一回。没想到过了不久，病竟痊愈了。此时县令才恍然大悟，上门拜谢名医。名医告诉他："你患的是郁结的心病，要治好你的心病，还有什么比笑更好的心'药'呢？"

国外也有这方面的报道。如英国著名物理学家和化学家法拉第，由于长期紧张的研究工作，被头痛失眠的恶魔缠得痛苦不堪。他不得不前去求医，医生给他开了这样一张药方："一个小丑进城，胜过一打医生。"法拉第对此心领神会，从此经常出入剧院，观看喜剧、滑稽剧和马戏等表演，健康状况很快得到了改善。

（二）各种娱乐疗法介绍

1. 松弛疗法

松弛疗法亦称放松疗法，是对精神紧张的一种行之有效的治疗方法。国内外科学家发现，精神紧张（或称精神压力，简称"紧张"）能够对人的免疫系统产生消极的影响。科学研究资料表明，精神紧张能够引起机体神经功能紊乱，人体内分泌系统失调，肾上腺皮质激素分泌增加，并由此引发一系列症状。由于肾上腺皮质激素的增加，使体内的正常免疫功能受抑制，无法进行免疫监控而使细胞发生癌变，同时也抑制了机体的抗病能力。实验研究还证实，肿瘤的发生和扩散，与人体免疫系统功能的减弱有着密切的关系。

对许多肿瘤患者来说，精神紧张成了康复的最大障碍。因此，设法减轻自己的精神压力，应是肿瘤患者一项重要的辅助治疗措施。对于肿瘤患者，要努力从各方面减轻精神负担，包括有效的治疗、亲友的安慰、求实的态度和信心等，以使自己的精神状态得到调整，有利于自身免疫功能的恢复和增强。同时要学会生理上的"放松"，要有意识地使全身肌肉、神经放松，使身体各部分放松。在放松过程中，要重视"意守"，即一心一意，把思想集中到一个焦点。这种建立在养生学基础上的松弛疗法，会使肿瘤患者感到全身轻松舒坦，甚至忘掉疼痛；同时，也调整了内部气血阴阳的运行。

本篇主要介绍国外流行的松弛疗法，由美国杰克逊博士在1929年编创，包括肌肉松弛和日常生活松弛，其目的都是为了松弛紧张的神经系统，经过多年的实践和发展，现已比较普遍地运用于临床。日常生活松弛比较简单，也容易做到，如谈心、交友、阅读、种花、养鱼、听音乐以及写字、绘画等都可以使自己的精神状态放松。肌肉松弛则要有一套专门的训练方法，现一般采用美国肿瘤防治专家委员会制定的肌肉松弛法的训练程序。

（1）训练程序

① 找一个舒适、宁静、光线柔和的房间，关好房门，坐在高低适中的椅子上，两脚平放在地上，双眼微闭。

② 逐渐调匀呼吸。

③ 缓慢地进行深呼吸，在呼气时心中默念"放松"。

④ 把注意力集中在脸部，想象脸部和眼睛的紧张感就像打结的绳子或是握紧的拳头，随着呼气一次次逐渐将其完全松开。

⑤ 体会脸部和眼部的舒松感，此时好像有波动的气流流通全身。

⑥ 紧闭双眼，脸部绷紧，咬紧牙关，然后突然全部放松下来，并让舒松感扩散到全身各个部位。

⑦ 用上述方法在身体各部位进行练习，从上到下的顺序是：头部、颈部、肩膀、背部、上臂和前臂、双手、胸部、腹部、大腿、小腿、踝关节、双脚、脚趾。每个部位的练习，都要配合想象，即先想象绷紧、再放松。如此循环往复，直到全身上下彻底放松。

⑧ 当完全放松时，在舒适宁静的意念中，静坐3～5分钟。

⑨ 然后慢慢放松上下眼皮，准备睁开，想象似乎看到了宽敞的房间，使意念渐渐地回到现实中来。

⑩ 双眼完全睁开。至此，即已完成一段练习。

（2）训练原则

① 环境和室内应尽量保持安静，没有噪声干扰。

② 患者的座位必须十分舒适。

③ 必须清除头脑中的一切杂念，使大脑也处于松弛状态。

④ 循序渐进，听其自然。开始练习时，情绪不容易安定下来，这时不能着急（如责备自己只能加重紧张感）。一般说来，经过一段时间练习，就可逐渐安静下来。把松弛当作一种娱乐，在松弛疗法中，可以配合收听轻音乐或听大海波涛录音等。

⑤ 松弛疗法刚开始进行时，最好每天2次，每次30分钟左右。随着对整个疗法过程的掌握，每次的时间可减为20分钟左右或更短一点。松弛疗法的时间，一般应安排在午餐后1小时或晚间睡觉之前。这样，进行松弛疗法的时间比较固定，而且，在临睡前进行也有助于提高睡眠质量，增强松弛疗法的效果。

2. 快乐疗法

快乐疗法，也称愉快疗法，在欧美称之为"幽默疗法"，是近年来颇为流行的防治疾病的一种自我疗法。美国、德国、瑞典、日本等国都相继开办了幽默诊所、笑医院等。这里的工作人员有一半是善于言谈、颇有感染力的幽默大师或笑疗专家。现代医学专家发现，癌症患者有规律的笑，可使病情得到缓解。

国外有位专家认为笑对人体有十大作用，这也是对笑能治病的简要的生理与心理分析。这十大作用是：①增加肺的呼吸量；②清洁呼吸道；③抒发健康的感情；④消除神经紧张；⑤使肌肉放松；⑥有助于散发多余的精力；⑦驱散愁闷；⑧减轻各种精神压力；⑨有助于克服羞怯情绪、困窘的感觉以及各种各样的烦恼，并且有助于增加人们之间的交际和友谊；⑩使人对往日的不幸变得淡漠，而产生对美好未来的向往。

心理学家发现并经实验研究证明，幽默疗法可以使患者的身心健康有全面的改善。当患者接受幽默疗法和放松情绪的治疗后，可使患者机体内增加10%～14%的淋巴细胞而增强机体免疫功能，从而起到防止和抑制癌瘤生长的作用。医学心理的现代研究还表明，对于手术后的恶性肿瘤患者，乐观的情绪可以延缓甚至抑制癌瘤的生长，减少放疗、化疗的副作用，从而提高患者的生存质量，延长患者的生命。

目前，在恶性肿瘤的手术中，手术范围都较广，常常伴有器官摘除或者部分生理功能丧失，使患者极易产生消极不良情绪，背上沉重的精神包袱。如大肠癌（结肠癌、直肠癌）肛门改道手术，往往要在腹部建立人工肛门，这致使不少患者产生了思想负担，情绪不振，不利于病情的尽早康复。因此，对于肿瘤患者来说，怎样使自己的情绪能快乐起来，是一个需着重加以解决的问题。从治疗方法上讲，这就涉及了心理上的愉快情绪疗法，即快乐疗法。

对于癌症患者来说，因为心情的压抑，要想直接做到开怀大笑是十分困难的。这时，你可运用可控制的微笑使自己振奋起来。在做的时候一定要认真，不可三心二意，开始时是轻度的微笑，然后渐渐扩大成露齿而笑，最后就笑出声来。如果想不出有什么滑稽可笑的事情，那就假设有，然后渐渐扩大成露齿而笑，最后，还真会"哈哈哈"的笑出声来。

为了便于肿瘤患者更好地实施快乐疗法，使情绪愉快，以促进痊愈和康复，我们有以下几点建议。

（1）学会用微笑来引发自己的愉快心情，运用这种微笑最直接的方式是，对着镜子先作微笑的动作，只要你笑了起来，就会笑下去，直到大笑一阵。每天定时地进行数次，每次10分钟左右。

（2）多和快乐的人在一块，现代研究证实，人的情绪有一定的"传播性"。祝愿肿瘤患者在快乐的生活中，把烦恼和苦闷抛到九霄云外，精神焕发，哈哈大笑，早日康复，愉快地迎接美好的未来。

3．音乐疗法

20世纪70年代以来，音乐疗法作为医学家重要的辅助治疗手段，已越来越被患者所接受。在国外，医生为患者开音乐处方已相当普遍，这样的生动例子很多。有一位患神经性胃病的人，医生诊疗后给他开了以下处方："德国巴哈乐曲唱片，每日听3次，饭后用。"患者遵循医嘱实施音乐疗法，结果治好了胃病。另有一位女青年，因患严重的神经官能症，采用音乐疗法治疗10多天后，便恢复了健康。有资料报道，一位因脑血栓造成左侧偏瘫、语言障碍的老人，经过一段时间的音乐治疗后，不但能走路，而且还能慢跑2000米。

音乐疗法的主要功能还表现为心理医学作用。音乐作用于大脑，可以提高神经细胞的兴奋性，改变情绪状态，唤起积极、健康的情绪，通过神经及神经体液的调节，促进机体分泌一些对健康有益的激素、酶、乙酰胆碱等物质，能调节血流量，增加胃肠蠕动和消化液分泌等，从而促进整个身体的代偿功能，增强抗病能力，达到减少疾病和恢复健康的目的。我国心理学家就曾用音乐试验了人的心身反应。用《春江花月夜》等幽静柔和的乐曲时，测试中发现，被试对象在躯体反应上表现出唤醒水平的下降，感到有放松的效果，并用生理记录仪测得被试者的躯体反应，如"胃肠活动""皮肤电反应""肌电反应"等都有不同程度的变化。当使用《欢乐的景颇寨》等奔放欢乐的乐曲时，被试对象则产生相反的效应，唤醒水平提高，整个人也感到兴奋起来，人的情绪好像受到感染一样，会随音乐而情不自禁地进入兴奋状态。

肿瘤作为死亡率高的疾病，会对人的情绪产生很大的消极影响，肿瘤患者常有紧张、恐惧、焦虑、压抑、狂躁等不良情绪反应，因此运用适宜的音乐来调节自己的情绪，这对于战胜病魔具有十分重大的作用。当你听到优美、动听且欢快的乐曲，特别是与自己的心情完全合拍的音乐时，那么你就会感到有一种神奇的功用，会使你忘却心中的隐痛，而渐渐进入一种使人变得心境平和、愉快欢乐的状态之中。还可把自己融入大自然，去感受大自然中那些优美的音响，如山涧小溪的潺潺声、水拍击岸的汩汩声、风吹树叶的飒飒声，以及虫鸣、鸟叫、松涛等汇成的天然交响乐，可以沁人心脾，使人心旷神怡，胸怀开阔，精神放松，处身在这样的氛围之中，音乐疗法可发挥更好的治疗效果。根据治疗功用列出参考音乐节目如下，可供参考。

（1）抗焦虑、制怒类　《春风杨柳》《江南好》《同舟共济》《星期六的晚上》《化蝶》。

（2）抗抑郁、振奋精神类　《祝您快乐》《春天来了》《心花怒放》《喜洋洋》《命运交响曲》《祝您幸福》《蓝色狂想曲》。

（3）治疗失眠、多梦类　《梦幻》《摇篮曲》《绿色小夜曲》《醉夜》《大海一样的深情》《春江花月夜》《二泉映月》。

（4）增强食欲类　《餐桌音乐》《欢乐舞曲》《北国之春》《花好月圆》《花谣》。

（5）解除疲劳类　《假日的沙滩》《矫健的步伐》《锦上添花》。

聆听音乐时应全身心投入，从音乐中寻求感受。每次时间在30～60分钟为宜，音量不要过大，经常更换曲目，以增加注意力和兴趣，避免疲劳和厌倦情绪。

4．琴棋书画疗法

身患肿瘤者，由于病魔缠身，常常意志消沉，心情郁闷，忧愁寡欢，悲观失望，少言懒语，或饮食减少，体质日趋衰弱，甚至度日如年，往往会陷入不能自控的泥潭。这是非常消极的，是绝对不能依此而行的。大量的实践告诉我们，如能根据个人爱好，练练书法，学点绘画，或下棋，或抚琴弹唱等，则对锻炼身心、陶冶情操，使生活充满乐趣和希望，促进癌症早日康复，真是大有裨益。

以书法为例，它讲究端坐凝神，专心致志，心无杂念，以收舒心畅气，练字练人之效。如唐代著名书法家虞世南写字时，就要求"收视返听，绝虑凝神，养正气和"。肿瘤患者练习书法，若能使精神处于相对纯净状态，忘记喜怒哀乐，即可冲淡因患肿瘤而引起的精神紧张和负担，减轻肿瘤出现的各种病痛。对于癌症患者来说，可以不必追求画技多么精深，自己绘画或去欣赏画，都能达到相同或相似的境地。画中有诗，诗中有画，中国的画，诗情画意较浓，如山水、花鸟、人物，有许多寄托了画家浓郁的乡情、乡恋、乡思，欣赏之中，常会感受到一种心灵上的特殊享受，神情投入之时可以使人忘记精神与肉体上的痛苦。

抚琴养生，可令人恬淡幽闲，心安神宁，是我国传统疗法的一种，它的作用机制在音乐疗法中已经作了阐明。我国东汉时期唯物主义哲学家桓谭在《新论》里，曾讲述了这样一个故事：汉文帝时，有位乐工叫窦公，双目失明，活到一百八十岁还很健壮，文帝听说后急忙召见，询问长生不老术。窦公回答说："年十三失明，父母哀之，教使鼓琴，讲习以为常事，臣不能道引，无所服饵也。"从这个故事可以看出，我国古代已十分重视鼓琴的健身作用。对于癌症患者来说，鼓琴、弹奏、击打乐器等不仅可使全身运动通经活络，而且可以使心情愉快，以利康复。现代医学研究证明，优美的乐曲，可以使大脑皮层松弛，刺激人体分泌酶和激素，使内脏及躯体活动得到调节，从而有益于健康。抚琴不成者，可以听琴，只要认真投入，可达到与抚琴相同或相似的效果。

下棋疗法也是我国传统自然疗法之一，是通过棋类活动的参与或观赏以怡情消闷，促进身体健康的一种治疗方法。下棋或观棋除可享受艺术美感，增加娱乐情趣外，尚可寄托精神，调达情志，起到养心益智、延年益寿的医疗作用。

书画琴棋，古称"四大技艺"，对于癌症患者来说，人人均可操而习之。由此推而广之，其他一些有益身心健康的文体活动，均富有娱乐价值，只要控制适宜的运动量，也可随心所欲而为之，不必拘于一隅。通过这些有益的活动，会使你心情愉快，精神振作，乐而忘忧，最终战胜癌魔！

第四部分

肿瘤的用药常识

肿瘤患者用药必须听从专科医生指导

部分患者确诊为肿瘤后，四处求医，奔走于各个医院之间，听了多种意见，患者或家属反而拿不定主意，不知如何是好；还有的在很多医院都进行了治疗，没有合理地、有计划地安排治疗，几乎每一处、每一疗程治疗都不完整，用药不到位，个别患者甚至已叙述不清以往的治疗过程；甚至有些患者不接受医生的建议进行手术、放疗、化疗及内分泌治疗等综合治疗，却选择去"治癌神医"那里吃偏方，外加一些保健药、保健食品以及练气功等，导致失去治疗的最佳时期，这种乱投医、滥选偏方的做法极不可取，不仅动摇了患者治疗疾病的信心，增加了巨大的经济负担，还影响了疗效，错过了治疗的最佳时期。

现阶段，肿瘤造成的危害已经有目共睹，各个国家均投入了大量的财力、物力、人力，对其各个方面进行研究，也取得了一定成果，但是由于肿瘤的复杂性为治疗带来很大困难，对即便是有经验的专科医生也是莫大的挑战。怀疑是恶性肿瘤时，不要恐惧慌乱，在生命体征稳定的情况下，去正规的三甲医院就诊，进行全面的检查，不仅要明确病理性质，还要明确疾病分期，依据病理和分期，听从专科医生意见，尽量手术，减轻肿瘤负荷，不能手术的患者，也不要放弃治疗，可采取放疗、化疗、靶向治疗等多种治疗手段，依然能取得很好的疗效。在相应的科室进行相应的治疗，在外科做手术，放疗科做放疗，肿瘤内科进行靶向治疗，切忌在外科和放疗科做化疗。抗肿瘤药物对全身的肿瘤疾患都有作用，目前临床应用较多，已积累丰富的经验，专科医生基本可以合理地联合使用这些药物。患者及家属应在坚信肿瘤是可能治愈的同时，在专科医师指导下，多学科医师配合对患者进行综合治疗。

建议在治疗前可从正规途径多听取意见，拿定主意后开始有计划地进行合理治疗，不要道听途说。有时朋友们出于好心介绍的一些方法，如果拿不定主意可向专科医生咨询，但一定不要干扰正常治疗。还要警惕有些只求赚钱不管效果的人出的主意。患者要积极配合医生，这样才能最大限度地接受现代医学的合理治疗。

有的患者家属为了不让患者知道病情，选择在非肿瘤专科进行化疗。化疗是一种损伤性较大的具有风险的治疗，化疗药物都有较强的毒副作用，且药物之间还有配伍问题，肿瘤科医师在给患者进行化学药物治疗时必须仔细权衡治疗给患者带来的正常组织损伤和对肿瘤控制的利弊，只有在患者获得的好处最大而毒副作用最小时，这样的治疗方案才是可取的。这些方案的定夺需要医师具备精深的肿瘤学知识和丰富的治疗经验。由于科别不同，非肿瘤科医生往往对肿瘤患者的化疗只能照本宣科，无法按照患者的个体差异进行调整，导致无法耐受的不良反应而造成治疗失败。

　　肿瘤患者还容易形成以自己为主体的思想，以为自己对自己的病情最了解，久病以后必成良医，就直接要求医生为自己使用某种药物而不是医生为患者使用某种药物。据了解，自我设计康复方案的患者不在少数，事实上，这是十分危险的。因为医学是一门科学，虽然是肿瘤学但是牵扯到很多学科，而患者或家属一般来说对医学知识不是很了解，或者对相关知识只是一知半解，虽然患病时间长可能对自己的疾病有了更多的认识，但这并不代表对医学知识有更深的理解。其实问题并不像患者想象的那样简单，医生更能从综合角度去权衡整体治疗，且医生关注的角度和患者的自我主张不同，开药需要对治疗的疾病有深入的了解，对该患者的病情要非常清楚，对所开具的药品的药性也要非常熟悉，甚至对有关药品的价格要大致有数，并了解患者的经济承受能力，然后才能决定所选药物。医生认为所选药物应该有效，毒副作用控制在最低，使用方便，价格合理，而患者在没有系统掌握所有相关知识的前提下，只是简单地根据广告宣传、他人介绍或自己的经验等要求医生给自己使用某种药物。这往往干扰了正常的医疗工作，打乱了医生治疗的思路。实际上是干扰了对自己的治疗，也浪费了大量钱财，甚至有时会引起医患矛盾。所以这种患者自作主张的负面影响是很大的，患者应该对此有正确的认识，医生也应该坚持原则，不为外界因素所影响，给患者选用最佳药物，达到最好的治疗效果。即使在康复期不再采用手术、放化疗等治疗手段，患者的康复活动仍应在医生指导下进行，以取得最为理想的治疗效果。

　　另外，患者家属对其治疗也起着很大的支持作用，且能在患者走入误区时适时给予校正。患者家属应了解一些肿瘤的基本知识并努力给患者提供一个良好的养病环境。

如何制订合理的用药方案？

　　每一位肿瘤患者都希望能接受最佳治疗，取得最好疗效，但各种肿瘤各具特点，患者的身体情况也各不相同，且目前有效的抗肿瘤药非常多，并且新的抗肿瘤药不断被研发出来，因而根据患者的情况，从种类繁多的药物中选择合适的药物且制定合理的治疗方案成为治疗的关键。合理的方案包括用药时机、药物的选择与配伍、剂量、疗程间隔、给药途径等，许多临床治疗方案都是从大量的病例研究中总结出来的。一般来说，制订一个合理的化疗方案，应遵循下列原则。

1．明确诊断

首先应明确患者的诊断，通常应取得组织学或病理学诊断。因为大多数化疗药物通常都具有较强的毒性，包括致畸、致突变、致癌的潜在可能性，因此只有在确凿的组织或病理学证实后，才宜考虑做化疗，而所谓的"试验性化疗"是不适宜的。组织学的诊断目的不仅仅是为了确诊，有时组织学的分型对于决定选择的药物、预测治疗结果的优劣及制定整个治疗方案都有决定性的意义。如小细胞肺癌和非小细胞肺癌在生物学规律及治疗方案的选择上完全不同。

2．充分了解患者的一般状况

患者的机体状况各不相同，化疗的方案也不可能千篇一律，在药物的选择、剂量的安排及周期的确定等方面均应考虑到患者具体的身体状况及重要脏器功能。由于化疗药物在杀灭肿瘤细胞的同时也会使正常细胞受损，所以要充分考虑到身体的耐受情况，而不是一味追求对肿瘤细胞的杀灭，对于那些一般状况良好、饮食睡眠正常、没有明显的消瘦及感染等患者，应积极进行化疗，但是对于那些状态差、极度消瘦、高热、贫血的晚期患者，患者自身的免疫和防御功能明显降低，不能立即进行化疗，这时如果盲目地给予大剂量化学药物治疗或进行较大的手术探查，都有可能给患者造成更严重的损害，从而促使肿瘤急速发展和扩散、转移，后果是非常严重的。此时应以改善患者一般情况为主，否则患者的病情可能会很快恶化。

3．了解患者的既往治疗情况

过去未用过化疗药物的患者，往往对化疗药物较敏感，可望取得较好的疗效，此时应选用一线或标准的化疗方案，若对复治或一线化疗无效的患者，应考虑改用二线化疗方案。

4．确定治疗目标

如果肿瘤已经确诊，应尽快确定治疗目标，是做根治性化疗还是姑息性化疗，是术后化疗（辅助化疗）还是术前化疗（新辅助化疗），每种化疗方案均不相同，给患者带来的影响也不相同，总之，治疗的目的要明确。

5．了解肿瘤的分期

确定肿瘤的早、中、晚期，仔细辨别肿瘤侵犯的范围，是否已经转移，对决定手术及放疗后有无化疗的必要及选择药物的强度有决定性意义。早期肿瘤患者，手术切除病灶是最直接有效的手段，但是大部分患者入院时已属中、晚期。晚期肿瘤患者，已不是手术的绝对适应证。对于尚处于中、晚期的患者应该积极争取手术机会，如果病灶比较大或有局部浸润，可先进行有效的放化疗，以期病灶能够缩小，争取手术机会。对于已无手术机会者，应以化学治疗、生物治疗、支持治疗、中药治疗为主，以延长患者的生存期，减轻痛苦，改善生活质量。

6．考虑患者主要脏器功能

化疗药物的毒副作用会对机体产生不良影响，尤其是代谢旺盛的组织，如骨髓、胃肠道黏膜细胞、毛囊等。化疗药物进入人体发挥抗癌作用后常经肝脏或肾脏代谢，在代谢过程中会损伤肝肾功能，有些药物如阿霉素对心脏毒性较大，心功能不全的患者应该避免使用，因此应根据患者的脏器功能选择不良反应尽可能小的化疗药物。

7．注意化疗的敏感性

在制订化疗方案时，应尽量多种药物联合使用而避免单一药物的持续使用，这样有助于提高化疗的敏感性，从而增强疗效。

8．注意患者的个体差异性

化疗方案的制订要根据患者自身的情况，因人而异，所选药物种类及剂量要个体化，并兼顾到其有效性、不良反应等各个方面，而在此前提下应尽量选用标准的已经被大宗病例证实的有效的方案，最后还要兼顾到患者的经济承受能力。肿瘤的治疗是一个长期的过程，不可能一次用药就根除，而且有些化疗药物价格较贵，特别是一些新药、进口药，因此用药时要考虑患者的经济条件，对于那些经济困难的患者应尽量选择比较经济有效的抗肿瘤药物，不能让患者因为经济困难而耽误治疗，遗憾终生。

化疗药物是如何杀死肿瘤细胞的？

早期化学药物治疗以抗生素为主，是杀灭细菌的有效药物，主要是因为细菌是外来的，有细胞壁，但是人的细胞没有细胞壁，所以如果药物可以阻止细胞壁的生长，也就可以杀灭细菌且不会伤害到人的细胞。

但是治疗肿瘤的时候就面临很大困难。因为肿瘤细胞是我们自己身上发生异常变化的正常细胞，所以它和正常细胞非常像，它有细胞膜，也有细胞核，几乎长得一样，只是在某些小结构上可能会有一些差别。这就是我们后来进一步研究药物时，希望能找出肿瘤细胞与正常细胞之间的这些小差异，以针对这些差异来做治疗。

比较早期的化学治疗，也就是细胞毒性药物，在特异性上较差。因为它不仅杀死肿瘤细胞，也杀死与肿瘤细胞很像的正常细胞，所以早期的肿瘤化疗常常会造成严重副作用。因此，药物研制者一直在努力研制不仅能保护正常细胞又能减少及预防副作用的化疗药物。后来，发现肿瘤细胞是快速分裂的细胞，它的整个生活周期大部分都是一直处于复制的状况，而正常细胞没有这样快速分裂的情况，所以就研制出了化疗药物，此类药物专门与快速分裂的细胞结合并进一步破坏肿瘤细胞，从而达到杀死肿瘤细胞，却不伤害正常细胞的目的。

1. 影响细胞增殖

肿瘤细胞恶性增殖通过有丝分裂一分为二，细胞内遗传物质染色体［由脱氧核糖核酸（DNA）组成］要成倍增加并均匀分到子细胞中去。按细胞DNA含量的变化，可将增殖细胞的生长增殖分为4个期。

G1期（DNA合成前期）：G1期是细胞生长、为DNA复制进行准备的阶段。

S期（DNA合成期）：S期主要合成新的DNA，使DNA含量加倍。

G2期（DNA合成后期）：G2期为有丝分裂进行准备的阶段。

M期（有丝分裂期）：M期有纺锤丝形成，最终每个细胞分裂成2个子细胞。

肿瘤细胞中增殖细胞群部分经历细胞周期的变化，是肿瘤的生长部分；而静止期细胞（G0期细胞）为非增殖细胞部分。G0期细胞，称为肿瘤干细胞，平时不分裂，但受到适当的刺激就引起分裂，具有广泛增殖能力。G0期细胞是肿瘤复发的根源。

根据对细胞周期作用不同，将化疗药物分为两大类。

（1）细胞周期非特异性药　此类又分为两种：一种是对增殖期及G0期细胞都有杀伤作用的药，包括氮芥、卡氮芥等，其特点是选择性低，毒性大。另一种是对增殖各期细胞均有杀伤作用，但对G0期细胞无作用或作用较弱的药，如环磷酰胺、苯丁酸氮芥、噻替哌及马利兰等。

（2）细胞周期特异性药　此类药仅对增殖期的某一期细胞作用较强，如甲氨蝶呤、6-巯基嘌呤、氟尿嘧啶、羟基脲等，主要作用于S期细胞；长春碱、长春新碱及秋水仙碱等主要作用于M期细胞。

根据作用机制化疗药物可分为以下四种。

（1）干扰核酸合成的药物　这类化疗药多属于抗代谢药，阻止DNA合成，抑制细胞分裂。例如叶酸还原酶抑制剂甲氨蝶呤、干扰尿嘧啶核苷甲基化的氟尿嘧啶。

（2）干扰蛋白质合成的药物　如干扰有丝分裂的长春新碱、秋水仙碱等，干扰核蛋白体功能的三尖杉酯碱以及减少氨基酸供给的门冬酰胺酶等。

（3）与DNA结合影响DNA结构与功能的药物　如氮芥、顺铂等，直接破坏DNA的丝裂霉素及博来霉素，DNA嵌入剂如阿霉素、柔红霉素等。

（4）激素类抗肿瘤药　改变机体激素平衡的药物，如雌激素、雄激素等，有竞争肿瘤表面受体而干扰雌激素作用的三苯氧胺等。

2. 影响生物大分子

生物大分子是细胞代谢和分裂增殖的基础，包括蛋白质、核酸、脂类、多糖等，由于它们独特而复杂的结构，因而能执行细胞内生命活动的所有功能。部分化疗药物能对恶性肿瘤细胞生物大分子产生影响，干扰肿瘤细胞的生长，可产生良好的治疗作用。

如何选择针对性强的抗肿瘤药？

随着对传统抗肿瘤药物更深层次的认识及对抗肿瘤新药的研发，目前抗肿瘤药物种类繁多，从众多的抗肿瘤药物中选择针对性强的药物并根据患者个体情况制定合理的治疗方案成为治疗的关键。

1．根据肿瘤的细胞类型选择药物

恶性肿瘤根据来源不同分为癌和肉瘤两大类，而癌又包括腺癌、鳞癌、腺鳞癌等类型；根据细胞分化程度不同又可分为高分化癌、中分化癌、低分化癌、未分化癌等，不同类型的肿瘤细胞对抗癌药的敏感性不同，选择对某种肿瘤细胞针对性强的药物常能起到很好的治疗效果。

2．尽量使用联合化疗

在一个肿瘤细胞群中，细胞分别处于不同周期、不同时相，而不同的化疗药物也是作用于细胞周期的不同时相，故单个药物很难完全杀灭所有的肿瘤细胞，而多种不同药物联合应用可增加杀伤肿瘤细胞的强度和广度。如可先用细胞周期非特异性药物杀伤大量肿瘤细胞，肿瘤细胞总数减少后，可促使G0期（静止期）肿瘤细胞进入增殖周期而被后用的细胞周期特异性药物杀死。

根据抗肿瘤药物的作用机制和细胞增殖动力学，设计出联合用药方案，可以提高疗效、延缓耐药性的产生，降低毒性。联合用药有先后使用的序贯方法，也有同时应用的联合疗法。一般原则如下。

① 药物的有效性。一般情况下，药物应经过严格的临床试验证明其确实合理有效。联合方案中的各药必须确定在单一用药时有效，通常要求有效性大于10%；一般应选择时效高的单个药物；单个应用时低效的药物只有在已知确有增效作用时方可选用。

② 细胞增殖动力学规律。对于增长缓慢的实体瘤，一般先应用细胞周期非特异性药物，杀灭增殖期及部分G0期细胞，使瘤体缩小而驱动G0期细胞进入增殖期；继而应用细胞周期特异性药物将其杀死。而对于生长比率高的肿瘤如急性白血病，则先应用细胞周期特异性药物，以后再应用细胞周期非特异性药物杀灭其他各期细胞；待G0期细胞进入增殖期时，可重复上述疗程。此外，肿瘤细胞群中的细胞往往处于不同时期，若将能作用于不同时期的药物联

合应用，还可以收到对各期肿瘤细胞均有杀灭作用的效果。

③ 抗肿瘤药物作用的特点。不同作用机制的抗肿瘤药物有其不同的作用特点，同类的药物产生的作用相似，而不同作用机制的药物合用可从不同角度杀灭肿瘤细胞，故能增强疗效，如甲氨蝶呤和巯嘌呤的合用。

④ 药物的抗瘤谱。不同的抗肿瘤药物对不同类型、不同周期肿瘤的敏感性不同，应尽量选用敏感性强、效果好的药物。如胃肠道腺癌宜用氟尿嘧啶、噻替哌、环磷酰胺、丝裂霉素等；磷癌可用吉西他滨和顺铂等；肉瘤可用环磷酰胺、顺铂、阿霉素等。

⑤ 药物的毒副作用。大多数抗肿瘤药物均有不同的毒性作用，如抑制骨髓作用，消化道、心脏及肾脏毒性等，应用时各药物毒性作用类型和靶器官应不相同，以免毒副反应重叠而加重，如泼尼松、长春新碱、博来霉素的骨髓抑制作用较少，可合用以降低毒性并提高疗效。

⑥ 给药方法。一般均采用机体能耐受的最大剂量，特别是对病期较早、健康状况较好的肿瘤患者应用环磷酰胺、阿霉素、卡氮芥、甲氨蝶呤等时，大剂量间歇用药法往往较小剂量连续法的效果好。因为前者杀灭肿瘤细胞数量更多，而且间歇用药也有利于造血系统等正常组织的修复与补充，有利于提高机体的抗瘤能力及减少耐药性。

⑦ 各个药物之间应无交叉耐药性发生。

⑧ 所设计的联合化疗方案应有严密的大型公认的临床试验证明其使用价值。

常见的抗肿瘤药物有哪些？

临床抗肿瘤药物很多，目前一般有三种分类方法。

（1）传统分类方法　根据药物的来源、化学结构和作用机制，分为烷化剂、抗代谢药物、抗癌抗生素、植物类、激素类和其他类等。

① 烷化剂类药物。烷化剂是临床上较常用的一类抗肿瘤药物，这类药物由烷基和功能基团结合而成，所含的一个或多个高度活跃的烷化基团，在体内可与细胞中的多种有机物如DNA、RNA或蛋白质的亲核基团如核酸的磷酸根、羟基、氨基，蛋白质的羧酸根、巯基、氨基结合，以烷基取代这些基团的氢原子，使这些对生命有重要意义的蛋白质和核酸、酶类等失去正常的生理活性，

抑制肿瘤细胞分裂。因其对细胞有直接毒性作用，故被称为细胞毒类药物。分裂旺盛的肿瘤细胞对此类药物特别敏感，首先被杀伤，而且选择性差，能与多种细胞成分起作用，所以可杀伤各种类型的细胞，也包括正常组织细胞，尤其对骨髓、消化系统和生殖系统等生长旺盛的正常细胞有较大的毒性，对体液或细胞免疫功能的抑制也较明显，所以在临床应用方面受到一定的限制。

烷化剂为细胞周期非特异性药物，一般对S期和G1后期细胞杀伤作用较强。小剂量时可抑制细胞由S期进入M期。G2期细胞较不敏感，增大剂量时可杀伤各期的增殖细胞和非增殖细胞，具有广谱抗肿瘤作用。

常用的烷化剂有氮芥、环磷酰胺、异环磷酰胺、噻替哌、环己亚硝脲、马利兰、氮烯咪胺、甲基苄肼等。

② 抗代谢药物。这类药物的化学结构与核酸代谢的必需物质叶酸、嘌呤、嘧啶等相类似，因而可以干扰细胞正常代谢过程，在同一系统酶中互相竞争，与其特异酶相结合，使酶反应不能完成，从而阻断代谢过程，在核酸合成的不同水平加以阻断而抑制肿瘤细胞的生长与增殖。由于尚未发现正常细胞和肿瘤细胞蛋白代谢上的特异性差异，起效的机制在于利用了正常细胞和肿瘤细胞中碱基和酶系含量的差异，因而抗代谢类药物的最大缺点是对增生旺盛的正常细胞也有很大的毒性，且易发生耐药。

抗代谢药物为细胞周期特异性药物，对S期细胞最敏感，但一般不影响休止期细胞。有时也可能抑制RNA与蛋白质的合成，故对G1期和G2期细胞也有一定作用，随时间延长，作用会减弱。

抗代谢药物可分为抗叶酸类、抗嘌呤类、抗嘧啶类等，常用的有甲氨蝶呤、氟尿嘧啶、培美曲塞、替加氟、吉西他滨、阿糖胞苷、硫唑嘌呤、羟基脲等。

③ 抗癌抗生素类药物。抗癌抗生素是指由微生物产生的具有抗肿瘤活性的化学物质。此类药物是一种生物来源的抗肿瘤药，如同青霉素一样，通常是一些真菌的产物，对细菌也有抑制作用，只是毒性较大，不像青霉素那样普遍用来抗感染。各种抗癌抗生素的机制不尽相同，但大多用于与DNA或与DNA形成复合物，抑制细胞分裂，多数为细胞周期非特异性药物，对增殖和非增殖细胞均有杀伤作用。这类药物都有较大的毒性，临床使用时应经常检查血象，心、肝、肺和肾功能，密切观察毒副作用和病情变化。常用的有阿霉素、丝裂霉素C、博来霉素、表霉素、脂质体表阿霉素、放线菌素D等。

④ 植物类药物。这类药物是指从植物中提取的具有抗肿瘤活性的药物。植物中的抗肿瘤有效成分多种多样，作用机制也各有不同，主要指生物碱类抗肿瘤药，多数通过抑制细胞的有丝分裂而发挥作用，使细胞停止在M期。但由于选择性差，不良反应较多，一般不单独使用，常作为联合化疗方案中的重要药物。如长春新碱、喜树碱、依托泊苷、拓扑替康、多西他赛、紫杉醇等。

⑤ 激素类药物。激素分泌失调能诱发各种肿瘤，如乳腺、卵巢、睾丸、垂体前叶、肾上腺皮质及甲状腺的肿瘤，这类肿瘤仍部分保留与原组织相似的激素依赖性。激素类药物是通过影响体内激素平衡，有效控制肿瘤的生长，对所作用的肿瘤组织有高度专一性，而不对正常组织起抑制作用，故没有骨髓抑制、脱发、胃肠道反应等其他类抗肿瘤药物会普遍引起的严重不良反应。但选用的激素要有理论依据，剂量得当，否则会有促进肿瘤生长的危险。另外，激素类药物对机体的副作用也较多，所以应慎用。临床常用的包括：性激素类（包括雄性激素类和抗雄性激素类、雌性激素类和抗雌性激素类、孕激素类）、肾上腺皮质激素类、甲状腺激素类。

⑥ 其他类药物。近年来发现了不少新型抗肿瘤药物，凡不属于前述各类药物或作用机制尚未完全了解的药物均归为其他抗肿瘤药物。这类药物包括了金属络合物和酶制剂等，如常用的门冬酰胺酶、铂类（顺铂、卡铂、草酸铂）、抗癌锑、尿激酶等。门冬酰胺酶是已发现的对白血病细胞有抑制作用而无损于正常细胞的一种抗白血病药物，故临床应用较普遍。

（2）根据药物对细胞增殖动力学的影响分类　分为细胞周期特异性药物和细胞周期非特异性药物。细胞周期特异性药物包括传统分类中的大部分抗代谢和植物类抗肿瘤药物；细胞周期非特异性药物包括传统分类中的多数烷化剂及抗癌抗生素。

（3）根据疗效机制分类　分为直接作用于肿瘤细胞本身的药物和通过增强机体免疫功能或内分泌系统等间接起效的药物，如扶正中药、免疫抑制剂、激素等。

以上分类对临床合理用药有很大的指导意义，但较烦琐，为了方便起见，现介绍部分临床常用的经济有效的抗肿瘤药物。

1. 氮芥

【作用与用途】氮芥是最早用于临床并取得突出疗效的抗肿瘤药物。主要用于恶性淋巴瘤及癌性胸膜、心包及腹腔积液。目前已很少用于其他肿瘤，对急性白血病无效，可用于慢性粒细胞性白血病，但不宜维持治疗。对晚期肺癌特别是小细胞型低分化肺癌疗效较好。与长春新碱（VCR）、甲基苄肼（PCZ）及泼尼松（PDN）合用治疗霍奇金病有较好的疗效，对卵巢癌、乳腺癌、绒癌、前列腺癌、精原细胞瘤、鼻咽癌（半身化疗法）等也有一定疗效；腔内注射用以控制癌性胸、腹水有较好疗效；对由于恶性淋巴瘤等压迫呼吸道和上腔静脉压迫综合征引起的严重症状，可使之迅速缓解。

【用法与用量】静脉注射：快速推入每次5～10毫克（0.1～0.2毫克/千克），溶于20毫升生理盐水内，每周1～2次，每疗程总量30～60毫克。胸腹腔注射：每次10～20毫克（0.2～0.4毫克/千克），溶于20～40毫升生理盐水内，尽量抽出腔内积液后注入，注入后5分钟内应多次变换体位，以使药液在腔内均匀分布。每5～7天注射一次，4～5次为1个疗程。动脉注射：每次5～10毫克，溶于生理盐水后注射，每日或隔日1次，每疗程总剂量可较静脉注射量稍高。

【不良反应与注意事项】①消化道反应：恶心、呕吐、腹泻等。②全身反应：疲倦、乏力、头昏、寒战及发热等。③骨髓抑制：白细胞及血小板总数下降，一般停药2周左右可恢复。④局部反应：对皮肤黏膜有刺激，可引起破溃、发疱，如漏于血管外可引起疼痛及局部坏死，多次静脉注射可致血栓性静脉炎。⑤孕妇、肝肾功能不全患者应慎用。

2. 环磷酰胺

【作用与用途】本品为最常用的烷化剂类抗肿瘤药物，进入体内后，在肝微粒体酶催化下分解释出烷化作用很强的氯乙基磷酰胺（或称磷酰胺氮芥）而对肿瘤细胞产生细胞毒作用。此外，本品还具有显著免疫抑制作用。

环磷酰胺为恶性淋巴瘤临床首选化疗药物，疗效好，毒性低，一次性大剂量可治愈非洲儿童淋巴瘤（Burkitt瘤）；因环磷酰胺与甲氨蝶呤、巯基嘌呤或长春新碱无交叉抗药性，可在急性白血病及慢性淋巴细胞性白血病的联合应用中提高疗效；对多发性骨髓瘤、乳腺癌、卵巢癌、宫颈癌、前列腺癌、结肠癌、支气管癌、肺癌等均有一定疗效。用作造血干细胞或器官移植前的免疫抑制预处理，可防止移植后的排斥反应；也可用于类风湿关节炎、儿童肾病综合征以及自身免疫疾病的治疗。

【用法与用量】口服，抗癌用：100～200毫克/日，疗程总量10～15克。静脉注射：4毫克/千克，每日1次，疗程总量8～10克。目前多提倡中等剂量冲击疗法，800～1000毫克/日，每7～10日1次，疗程和用量同上，也可1次大剂量给予20～40毫克/千克，间隔3～4周再用。

【不良反应与注意事项】①骨髓抑制较氮芥轻，主要为粒细胞减少。②泌尿系统症状：主要为化学性膀胱炎，如尿频、尿急、膀胱尿感强烈、血尿，甚至排尿困难。应多饮水，增加尿量以减轻症状。肾功能不良者慎用。③消化系统症状：有恶心、呕吐及厌食，静脉注射或口服均可发生，静脉大量注射后3～4小时即可出现。④常见的皮肤症状有脱发，但停药后可再生细小新发。偶见皮肤色素、皮疹。⑤长期应用，男性可致睾丸萎缩及精子缺乏；妇女可致闭经、卵巢纤维化或致畸胎，故孕妇禁用。⑥偶可影响肝功能，肝功能不良者慎用。

3. 氟尿嘧啶

【作用与用途】本品为嘧啶类抗代谢抗肿瘤药物，能抑制胸腺嘧啶核苷酸合成酶，阻断脱氧尿苷酸转变为胸腺嘧啶核苷酸，干扰DNA合成。

对绒毛膜上皮癌及恶性葡萄胎疗效显著，对结肠癌、直肠癌、胃癌、乳腺癌、卵巢癌、头颈部鳞癌、皮肤癌、肝癌、膀胱癌等也有一定疗效。

【用法与用量】氟尿嘧啶作静脉推注与滴注所用剂量相差甚大，必须注意。静脉注射：每日10毫克/千克，每日或隔日1次，总量5000毫克为1个疗程，间隔1～2个月，可进行第2疗程。静脉滴注：每日15～20毫克/千克，加入5%葡萄糖注射液500～1000毫升中缓慢滴入，每日或隔日1次，总量8～15克。治疗绒毛膜上皮癌宜增量，治疗肝癌宜减量。胸腹腔内注射：0.75～1克/次，5～7日1次。瘤内注射：用于宫颈癌，0.25～0.5克/次，可用注射器直接注射，不必稀释。口服，0.1～0.2克/次，每日3次，疗程量10～15克。此外，还可用5%～10%软膏或1%～5%丙二醇溶液外敷。

【不良反应与注意事项】①胃肠道反应：有食欲不振、恶心、呕吐、口腔炎、胃炎、腹痛及腹泻，严重者有血性腹泻或便血，应立即停药，给予对症治疗，否则可有生命危险。②骨髓抑制：可致白细胞及血小板减少。③注射部位可引起静脉炎或动脉内膜炎。④脱发、皮肤或指甲色素沉着等。⑤偶见对神经系统、心、肝、肾功能的影响。

4. 甲氨蝶呤

【作用与用途】主要通过竞争性抑制二氢叶酸还原酶，使四氢叶酸不能形成，从而干扰DNA的合成。

临床适用于急性白血病的治疗，尤其是儿童急性淋巴细胞性白血病。治疗侵蚀性葡萄胎及绒毛膜上皮癌疗效较佳。对乳腺癌、头颈部肿瘤、骨肿瘤、肺癌、生殖系统肿瘤、肝癌、恶性淋巴瘤均有一定疗效。

【用法与用量】①白血病：成人口服2.5～10毫克/日，儿童1.25～5毫克/日，总量50～150毫克。②绒毛膜上皮癌：10～20毫克/日，肌内注射或口服，也可作静脉滴注，连用5～10日，疗程量为80～100毫克。③头颈部癌或妇科癌：10～20毫克/次，动脉插管给药，每日或隔日1次，7～10次为1个疗程。④一般实体瘤：肝、肾功能正常者，30～50毫克/次，静脉滴注，5～10日1次，5～10次为1个疗程；或0.4毫克/千克，静脉注射，每周2次。⑤解救疗法：先静注长春新碱1～2毫克/次，半小时后，用甲氨蝶呤1～5克/米^2，静脉滴注6小时。4～6小时后开始肌注甲酰四氢叶酸钙，6～12毫克（～15毫克）/次，以后每6小时肌注1次，用到72小时。依情况可每月用药1次。

【不良反应与注意事项】①消化道反应：主要为口腔炎、口唇溃疡、咽炎、恶心、呕吐、胃炎及腹泻。②骨髓抑制：主要表现为白细胞下降，对血小板也有一定影响，严重时可出现全血细胞下降、皮肤或内脏出血。③大量一次应用可致血清丙氨酸氨基转移酶升高，或药物性肝炎，小量持久应用可致肝硬化。④肾脏损害常见于高剂量时，出现血尿、蛋白尿、尿少、氮质血症、尿毒症等。⑤妊娠早期使用可致畸胎，少数患者有月经延迟及生殖功能减退。

5. 阿糖胞苷

【作用与用途】主要抑制DNA聚合酶而抑制DNA的合成，此外还能掺入DNA分子中，干扰其复制。

为急性粒细胞性白血病的首选药物，对急性单核细胞性白血病及急性淋巴细胞白血病也有较好疗效。一般均与其他药物合并应用。对恶性淋巴瘤、肺癌、消化道癌、头颈部癌也有一定疗效，也可用于病毒性角膜炎及流行性结膜炎的治疗。

【用法与用量】静脉注射：1～8毫克/千克，每日1次，连用8～15日。

或4～6毫克/千克，每周2次。静脉滴注：每日5～7.5毫克/千克，静点8～12小时，连用4～5日。皮下注射：用于维持治疗，每次1～8毫克/千克，每周1～2次。

【不良反应与注意事项】①消化道反应：食欲减退、恶心、呕吐。②骨髓抑制：可见白细胞及血小板下降、巨幼红细胞性贫血。③注射局部可有血栓性静脉炎，偶见皮炎。④本品应避光、密封、干燥、冷藏。

6. 阿霉素

【作用与用途】阿霉素是一种抗癌抗生素，可抑制RNA和DNA的合成，对RNA的抑制作用最强，抗瘤谱较广，治疗指数较高，对多种肿瘤均有作用，属细胞周期非特异性药物，对各种生长周期的肿瘤细胞都有杀灭作用。

主要适用于急性白血病，对急性淋巴细胞性白血病及粒细胞性白血病均有效，一般作为二线药物，即在首选药物耐药时可考虑应用此药。恶性淋巴瘤，可作为交替使用的首选药物。对乳腺癌、肉瘤、肺癌、膀胱癌、肝癌、肺癌、胰腺癌等都有一定疗效，多与其他抗肿瘤药联合使用。

【用法与用量】静脉给药：一般主张间断给药，每次40～60毫克/米^2，3周1次。或每日20～30毫克/米^2，连续3日，间隔3周再给药。目前认为总量不宜超过450～550毫克/米^2，以免发生严重心脏毒性。

【不良反应与注意事项】①抑制骨髓造血功能，表现为血小板及白细胞减少。②心脏毒性较大，严重时可出现心力衰竭。③使用阿霉素的患者均有不同程度的脱发，停药后可恢复生长。④可见到恶心、呕吐、口腔炎、静脉炎及皮肤色素沉着等。少数患者有发热、出血性红斑及肝功能损害。⑤用药后尿液可出现红色。

7. 丝裂霉素

【作用与用途】丝裂霉素的细胞毒作用来自它对DNA分子的烷化、交联及单键断裂作用。属细胞周期非特异性药物。有较广的抗瘤谱，作用迅速。

临床上适用于食管癌、贲门癌、胃癌、肝癌、胰腺癌、肠癌等的治疗，效果较好。对肺癌、乳腺癌、宫颈癌、绒毛膜上皮癌、恶性淋巴瘤有一定疗效。

【用法与用量】间歇用药法：4～6毫克/日，每周静脉注射1～2次。连日用药法：2毫克/日，连日静脉注射。大量间歇用药法：10～30毫克/日，每2～3周一次静脉注射。必要时也可以2～10毫克/日，注入动脉、髓腔或胸、腹腔。

【不良反应与注意事项】①骨髓抑制：较明显，主要是白细胞、血小板减少，最低值在用药后3～4周。一般于停药后2～4周可恢复。②消化道反应：较轻，可见食欲减低、恶心、呕吐、腹泻及口腔炎。③对注射局部刺激性大，注射局部可能会出现静脉炎；如漏出血管外，可引起组织坏死。

8. 长春新碱

【作用与用途】长春新碱是从夹竹桃科植物长春花中提取的有效成分。主要通过抑制微管蛋白的聚合而影响纺锤体微管的形成，使有丝分裂停止于中期。还可干扰蛋白质代谢及抑制RNA多聚酶的活力，并抑制细胞膜类脂质的合成和氨基酸在细胞膜上的转运。为细胞周期特异性抗肿瘤药物。

临床主要用于急性白血病，尤其是对急性淋巴细胞性白血病及恶性淋巴瘤疗效显著。对乳腺癌、肾母细胞瘤、神经母细胞瘤、尤文肉瘤、脑瘤、平滑肌瘤等也有一定疗效。

【用法与用量】静脉给药：成人25微克/（千克·周）（或1～2毫克/米^2），儿童75微克/（千克·周），1～2次/周，用生理盐水或5%葡萄糖溶液20毫升溶解。10～20毫克为一疗程。胸腹腔内注射：1～3毫克/次，用生理盐水20～25毫升稀释后注入。

【不良反应与注意事项】①对外周神经毒性较大，可致肢体麻木、感觉异常、肌肉酸痛、腱反射减弱或消失。多在用药6～8周出现，有的患者可有运动障碍。②有局部组织刺激作用，药液不能外漏，否则可引起局部坏死，静脉反复注射可致血栓性静脉炎。③大剂量长期给药可引起脱发、口腔炎、便秘等，偶见血压的改变。

9. 喜树碱

【作用与用途】能使DNA碎裂，并抑制其合成，属细胞周期非特异性药物。

临床用于胃癌、绒毛膜上皮癌、恶性葡萄胎，疗效较好。对食管癌、贲门癌、结肠癌、肝癌、急性和慢性白血病、膀胱癌及肺癌等均有一定作用。

【用法与用量】口服：5毫克/次，每日2次。肌内注射：5毫克/次，每日1次，100～140毫克为1个疗程。静脉注射：10毫克/次，每日1次，或15～20毫克/次，隔日1次，总量200～300毫克为1个疗程。

【不良反应与注意事项】①骨髓抑制：可见白细胞减少，少数有血小板减少。②可引起出血性膀胱炎，出现尿频、尿痛及血尿。③消化道刺激症状以腹泻多见。

10. 己烯雌酚

【作用与用途】本品为人工合成的非甾体雌激素。小剂量刺激而大剂量抑制垂体前叶促性腺激素及催乳素的分泌，从而改变体内激素的平衡，破坏肿瘤组织赖以生长发育的条件。此外，还有直接对抗雌激素的作用。

临床用于治疗乳腺癌（对绝经10年以上的患者疗效较好）、男性晚期乳腺癌（不能进行手术治疗者）、前列腺癌（不能手术治疗的晚期患者）。

【用法与用量】用于乳腺癌，15毫克/日，分3～4次服用，6周内无改善则停药；用于前列腺癌，开始时1～3毫克/日，依据病情递增而后递减；维持量1毫克/日，连用2～3个月。肌内注射：1～5毫克/次，每2～3日1次，连用2～3个月。

【不良反应与注意事项】①可有不规则的阴道流血、子宫肥大、尿频或尿痛。②有时可引发血栓以及心功能异常。③有时可引起肝功能异常、高脂血症、钠潴留。④可出现消化道症状，如恶心、呕吐、厌食症状和头痛、头晕等精神症状。⑤妇女绝经期前乳腺癌患者禁用，因为用后可促使乳腺癌加快生长。

11. 甲羟孕酮

【作用与用途】本品为合成的黄体酮衍生物，作用类似于天然黄体酮。通过多年的实验和临床研究说明本类制剂可有双重作用，并与剂量相关。①通过负反馈作用抑制垂体前叶，使促黄体激素（LH）、促肾上腺皮质激素（ALTH）及其他生长因子的产生受到抑制；②高剂量照射对敏感细胞具有直接细胞毒作用。主要通过使细胞内的雌激素受体（ER）不能更新，抵消雌激素促进肿瘤细胞生长的效应，而在耐药的细胞则无此种作用。

临床主要用于治疗肾癌、乳腺癌、子宫内膜癌、前列腺癌，并可增强晚期癌症患者的食欲，改善一般状况和增加体重。

【用法与用量】口服：500 ～ 1000毫克/日，1次服或分2次服，连用10日。以后视情况改为250 ～ 500毫克/日，可长期服用。肌内注射：开始每日1次，每次500毫克，最多4周，以后改为每周3次。

【不良反应与注意事项】①可引起孕酮类反应如乳房疼痛、溢乳、阴道出血、闭经、月经不调、宫颈分泌异常等。②长期应用也有肾上腺皮质功能亢进的表现，如满月脸、库欣综合征、体重增加等。③曾有报告本药可引起阻塞性黄疸。④可引起凝血功能异常，所以栓塞性疾病或在应用过程中有血栓形成的征象如头痛、视力障碍等应立即停药。⑤有严重肝功能损害、高钙血症倾向的患者应禁用。

12. 顺铂

【作用与用途】本品属细胞周期非特异性药物，具有细胞毒性，可抑制肿瘤细胞的DNA复制过程，并损伤其细胞膜结构，有较强的广谱抗肿瘤作用。

临床用于卵巢癌、前列腺癌、睾丸癌、肺癌、鼻咽癌、食管癌、恶性淋巴瘤、乳腺癌、头颈部鳞癌、甲状腺癌及成骨肉瘤等多种实体肿瘤均能显示疗效。

【用法与用量】静脉滴注：成人每日20 ～ 30毫克/米^2，溶于200 ～ 300毫升生理盐水中，避光2小时内滴完，每疗程为200 ～ 400毫克，在用量达到100 ～ 200毫升后，需间隔1 ～ 2周。总用量达200毫克时，多数患者呈现主客观缓解。

【不良反应与注意事项】①骨髓抑制：主要表现为白细胞减少，多发生于剂量超过每日100毫克/米^{2}时，血小板减少相对较轻。骨髓抑制一般在3周左右达高峰，4 ～ 6周恢复。②胃肠道反应：最常见且明显，如食欲减退、恶心、呕吐、腹泻等。③肾脏毒性是最常见又严重的毒性反应，也是剂量限制毒性，重复用药可加剧肾毒性。主要表现为血尿及肾功能损伤，血清肌酐升高及清除率降低。④听神经毒性：与总剂量有关，大剂量及反复用药时明显，表现为头昏、耳鸣、耳聋、高频听力丧失。⑤过敏反应在用药后数分钟可出现，如颜面水肿、喘气、心动过速、低血压、非特异性丘疹类麻疹。⑥电解质紊乱：低血镁与低血钙较常见，两者同时出现时则发生手足抽搐。⑦少数患者出现心电图ST-T改变、肝功能损害。

需要了解的抗肿瘤新药、进口药

传统化疗是使用毒性较强的药物来杀死肿瘤细胞，由于这种方法对肿瘤细胞和正常细胞没有选择性，在治疗肿瘤的同时，正常的组织也会受到损伤，带来严重的副作用，如呕吐、腹泻、感染、食欲减退、容易疲倦、反应迟钝、精神抑郁等。这些副作用给患者带来了巨大痛苦，对他们的生活质量造成很大影响。抗肿瘤新药的研发是科学发展史上的巨大成就，新药的研究方向为增强疗效，同时降低不良反应，直接推动了肿瘤治疗的新变革，普通肿瘤患者的药物选择变得多起来。近年来上市的新药、进口药非常多，主要介绍部分疗效确切、毒副反应较低、现阶段临床使用较广泛的药物。

1. 洛铂

【药理作用】本品对多种动物和人肿瘤细胞株有明确的细胞毒作用，与顺铂的抑瘤作用相似，但作用更强，对耐顺铂的细胞株，仍有一定的细胞毒作用。

【适应证】本品主要用于治疗乳腺癌、小细胞肺癌及慢性粒细胞性白血病。

【用法用量】使用前用5毫升注射用水溶解，此溶液应4小时内应用（存放温度2～8℃）。静脉注射按体表面积每次50毫克/米^2，再次使用时应待血液毒性或其他临床副作用完全恢复，推荐的应用间歇为3周。如副作用恢复较慢，可延长使用间歇。

用药的持续时间：治疗持续时间应根据肿瘤的反应而定。最少应使用2个疗程。如肿瘤开始缩小，可继续进行治疗，总数可达6个疗程。

【不良反应】血液毒性：在洛铂的剂量限制性毒性中，血小板减少最为强烈。约有26.9%实体瘤患者血小板计数低于50000/毫米^3。在已用大剂量化疗后的卵巢癌患者中，血小板减少发生率达75%。在15%患者中白细胞低于2000/毫米^3。此外，还有胃肠道毒性、神经毒性、肾毒性、肝毒性、过敏反应等。

【注意事项】定期检查患者血液（血小板、白细胞和血红蛋白）和临床血化学（包括转氨酶），在每个疗程前和每次用药后第2周进行检查。洛铂不能用氯化钠溶液溶解，这样可增加其降解。

2. 速莱（依西美坦）

【药理作用】通过抑制芳香酶来阻止雌激素生成，是一种有效的选择性治疗绝经后激素依赖性乳腺癌的方法。依西美坦为一种不可逆性甾体芳香酶灭活剂，结构上与该酶的自然底物雄烯二酮相似，为芳香酶的伪底物，可通过不可逆地与该酶的活性位点结合而使其失活（该作用也称"自毁性抑制"），从而明显降低绝经妇女血液循环中的雌激素水平，但对肾上腺中皮质类固醇的生物合成无明显影响。在高于抑制芳香酶作用浓度的600倍时，对类固醇生成途径中的其他酶不产生明显影响。

【适应证】适用于以他莫昔芬治疗后病情进展的绝经后晚期乳腺癌患者。

【用法用量】1次1片（25毫克），1日1次，饭后口服。轻度肝肾功能不全者不需调整给药剂量。

【不良反应】本品主要不良反应有：恶心、口干、便秘、腹泻、头晕、失眠、皮疹、疲劳、发热、水肿、疼痛、呕吐、腹痛、食欲增加、体重增加等。文献报道还有高血压、抑郁、焦虑、呼吸困难、咳嗽等不良反应。还可见淋巴细胞计数下降、肝功能指标（如丙氨酸转移酶等）异常等。

【注意事项】绝经前的妇女一般不用依西美坦片剂。依西美坦不可与雌激素类药物联用，以免出现干扰作用。中、重度肝功能、肾功能不全者慎用。超量服用依西美坦可使其非致命性不良反应增加。

3. 孚贝（卡莫氟片）

【药理作用】本品为氟尿嘧啶的衍生物，口服吸收迅速，在体内缓慢释放出氟尿嘧啶，干扰或阻断DNA、RNA及蛋白质合成而发挥抗肿瘤作用。

【适应证】主要用于消化道癌（食管癌、胃癌、结肠癌、直肠癌），用于乳腺癌也有效。作为放疗增敏剂有显著效果。

【用法用量】成人口服，一次200毫克，1日3~4次；或按体表面积1日140毫克/米^2，分3次口服。联合化疗：一次200毫克，1日3次。

【不良反应】血液系统：偶见白细胞、血小板减少。神经系统：偶见言语、步行及意识障碍，锥体外系反应等。消化道反应：恶心，呕吐，腹痛，腹泻，罕见消化道溃疡。也可见肝肾功能异常，有时出现胸痛、ECG异常、皮疹、发热、水肿等。

【注意事项】高龄、骨髓功能低下、肝肾功能不全、营养不良者以及孕妇慎用。服药后避免摄入酒精性饮料。

4. 方克（替加氟注射液）

【药理作用】为氟尿嘧啶的衍生物，在体内经肝脏活化转换为氟尿嘧啶而发挥其抗肿瘤活性，干扰DNA与RNA合成，主要作用于S期，为细胞周期特异性药物。化疗指数为氟尿嘧啶的2倍，毒性仅为氟尿嘧啶的1/7～1/4。

【适应证】主要用于治疗消化道肿瘤，如胃癌、直肠癌、胰腺癌、肝癌，也可用于乳腺癌。

【用法用量】常规用量：成人一日剂量800～1000毫克或按体重一次15～20毫克/千克，溶于5%葡萄糖注射液或0.9%氯化钠注射液500毫升中，1日1次，静脉滴注，总量20～40克为1个疗程。

【不良反应】部分患者出现轻度骨髓抑制，少数患者食欲减退或恶心。血象、肝肾功能异常时根据程度减量或停药。本品注射液禁与酸性药物配伍。

【注意事项】用药过程中定期观察血象、神经、肝肾功能变化，及时对症治疗或调整剂量。避免与含钙、镁离子及酸性较强的药物合用。

5. 注射用培美曲塞二钠（卡帕邦）

【药理作用】卡帕邦是一种多靶点抗叶酸剂，它通过干扰细胞增殖过程中必需的叶酸依赖性代谢过程，抑制细胞复制，从而抑制肿瘤的生长。

【适应证】适用于与顺铂联合治疗无法手术切除或不适宜手术治疗的恶性胸膜间皮瘤患者。

【用法用量】与顺铂联用，推荐剂量为500毫克/米^2，静脉滴注，10分钟结束，每21日给药1次。顺铂推荐剂量为75毫克/米^2，于卡帕邦注射结束后30分钟开始滴注，2小时结束。

【不良反应】主要为骨髓抑制，表现为中性粒细胞减少、血小板减少、白细胞减少和贫血。另有发热、感染、恶心、呕吐、口腔炎/咽炎、皮疹/脱皮。妊娠妇女使用可影响胎儿。

6. 多西他赛

【药理作用】属于紫杉类化合物抗肿瘤药。本品的作用机制是加强微管蛋白聚合作用和抑制微管解聚作用，导致形成稳定的非功能性微管束，因而破坏肿瘤细胞的有丝分裂。

【适应证】适用于先期化疗失败的晚期或转移性乳腺癌。除非属于临床禁忌，先期治疗应包括蒽环类抗肿瘤药。也可适用于使用以顺铂为主的化疗失败的晚期或转移性非小细胞肺癌。

【用法用量】多西他赛只能用于静脉滴注。所有患者在接受多西他赛治疗期前均必须口服糖皮质激素类药物，如地塞米松，在多西他赛滴注一天前服用，每天16毫克，持续至少3天，以预防过敏反应和体液潴留。临用前将多西他赛所对应的溶剂全部吸入对应的溶液中，轻轻振摇混合均匀，将混合后的药瓶室温放置5分钟，然后检查溶液是否均匀澄明，根据计算患者所用药量，用注射器吸入混合液，注入5%葡萄糖注射液或0.9%氯化钠注射液的注射瓶或注射袋中，轻轻摇动，混合均匀，最终浓度不超过0.9毫克/毫升。多西他赛的推荐剂量为75毫克/米^2，滴注1小时，每3周1次。

【不良反应】骨髓抑制中中性粒细胞减少是最常见的不良反应，而且通常较严重（低于500个/毫米^3）。可逆转且不蓄积。其他的不良反应有过敏反应、皮肤反应、体液潴留、胃肠道反应、神经毒性、心血管反应等。

在国际上，分子靶向药物的研发也成为焦点，各国均投入了大量的财力、人力进行研究，取得了一定进展。该类药物的作用方式就是直接作用于各种分子目标（称之为靶），如血管内皮生长因子家族等，故目前全球有超过150家公司在进行靶向药物方面的研究，竞争异常激烈。其研究主要针对29种不同的肿瘤，常见肿瘤（肺癌、胃癌、肾癌、乳腺癌、白血病、淋巴瘤等）是主要治疗对象。

国内新近上市的靶向药物有：多吉美（用于治疗肾癌），易瑞莎（用于治疗肺癌），特罗凯（用于治疗肺癌）。

（1）易瑞莎（吉非替尼片）

【药理作用】吉非替尼是一种选择性表皮生长因子受体（EGFR）酪氨酸激酶抑制剂，该酶通常表达于上皮来源的实体瘤。对于EGFR酪氨酸激酶活性的抑制可妨碍肿瘤的生长、转移和血管生成，并增加肿瘤细胞的凋亡。

【适应证】吉非替尼适用于治疗既往接受过化学治疗或不适于化疗的局部晚期或转移性非小细胞肺癌，主要适用于EGFR基因突变的肺腺癌患者。

【用量用法】推荐剂量为250毫克（1片）每日1次，空腹或与食物同服。不推荐用于儿童或青少年，对于这一患者群的安全性和疗效尚未进行研究。不需要因患者的年龄、体重、性别或肾功能状况以及对因肿瘤肝脏转移引起的中度或重度肝功能不全的患者进行剂量调整。

【不良反应】最常见的药物不良反应为腹泻、皮疹、瘙痒、皮肤干燥和痤疮，发生率20%以上，一般见于服药后一个月内，通常是可逆性的。

（2）特罗凯（厄洛替尼片）

【药理作用】抑制表皮生长因子（EGFR）酪氨酸激酶胞内磷酸化。同易瑞沙。

【适应证】适用于治疗既往接受过化学治疗或不适于化疗的局部晚期或转移性非小细胞肺癌，主要适用于EGFR基因突变的肺腺癌患者。

【用量用法】厄洛替尼单药用于非小细胞肺癌的推荐剂量为150毫克/日，至少在进食前1小时或进食后2小时服用。持续用药直到疾病进展或出现不能耐受的毒性反应。

【不良反应】最常见的不良反应是皮疹和腹泻。

特罗凯与易瑞沙二者对于肺腺癌患者疗效相似，都可以取得10个月左右的无病生存期，不良反应方面，吉非替尼稍好于特罗凯。

（3）多吉美（索拉非尼片）

【药理作用】索拉非尼是一种激酶抑制剂，在体外可减低肿瘤细胞增殖。索拉非尼可抑制多种细胞内和细胞表面激酶，涉及肿瘤细胞内信号、血管生成和凋亡。

【适应证】①不可切除的肝细胞癌；②晚期肾透明细胞癌。

【用法用量】①400毫克（2片）口服，每天2次。②为减少药物不良反应剂量可减低至400毫克每天1次或400毫克每隔天1次。

【不良反应】主要为高血压、皮疹和瘙痒、脱发、皮肤干燥、手足综合征等。

（4）格列卫（甲磺酸伊马替尼片）

【药理作用】在体内外均可在细胞水平上抑制 Bcr-Ab$_l$ 酪氨酸激酶，能选择性抑制 Bcr-Ab$_l$ 阳性细胞系细胞、Ph染色体阳性的慢性粒细胞白血病和急性淋巴细胞白血病病人的新鲜细胞的增殖和诱导其凋亡。此外，甲磺酸伊马替尼还可抑制血小板衍化生长因子受体、干细胞因子，c-Kit受体的酪氨酸激酶，从而抑制由PDGF和干细胞因子介导的细胞行为。

【适应证】主要用于治疗费城染色体阳性的慢性髓性白血病（Ph+CML）的慢性期、加速期或急变期；以及用于治疗不能切除和/或发生转移的恶性胃肠道间质瘤的成人患者。

【用法用量】应在进餐时服用，并饮一大杯水，以使胃肠道紊乱的风险降到最小。通常成人每日一次，每次400毫克或600毫克，或日服用量800毫克即400毫克每天2次（在早上及晚上）。儿童和青少年每日一次或分两次服用（早晨和晚上）。

不能吞咽药片的患者（包括儿童），可以将药片分散于不含气体的水或苹果汁中（100毫克片约用50毫升，400毫克约用200毫升）。应搅拌混悬液，一旦药片崩解完全应立即服用。

【不良反应】主要为水肿、乏力、骨髓抑制、恶心、呕吐、腹泻、皮疹等。

（5）索坦（苹果酸舒尼替尼胶囊）

【药理作用】能抑制多个受体酪氨酸激酶（RTK），其中某些受体酪氨酸激酶参与肿瘤生长、病理性血管形成和肿瘤转移的过程。对血小板源生长因子受体、血管内皮细胞生长因子、干细胞因子受体、Fms样酪氨酸激酶3、1型集落刺激因子受体和胶质细胞衍生的神经营养因子受体等活性均具有抑制作用。

【适应证】①格列卫治疗失败或不能耐受的胃肠道间质瘤。②不能手术的晚期肾细胞癌。

【用法用量】治疗胃肠间质瘤和晚期肾细胞癌的推荐剂量是50毫克，每日一次，口服；服药4周，停药2周（4/2给药方案）。与食物同服或不同服均可。

【不良反应】最常见：疲乏、食欲减退、恶心、腹泻。常见：疲劳、乏力；腹泻、腹痛、便秘、味觉改变、厌食、恶心、呕吐、黏膜炎/口腔炎、消化不良；高血压；皮疹、手足综合征、皮肤变色、出血等。

肿瘤用药过程中常见并发症有哪些？

肿瘤患者在化疗期间及以后由于药物的正常作用、不良反应及机体免疫力降低等因素的影响，会出现很多并发症，常见的有感染、出血、肿瘤溶解综合征等。

1．感染

患者在化疗期间出现骨髓抑制和免疫功能下降，是引起感染的重要因素之一。其中最常见的是粒细胞减少，粒细胞减少的肿瘤患者中感染发病率很高，是肿瘤患者死亡的重要原因之一。肿瘤患者本身有免疫缺陷或长期住院卧床，或经受手术、化疗、放疗等治疗导致中性粒细胞减少，免疫功能降低，机体的解剖屏障在一定程度上受到损害，或静脉输液、引流的各种插管或造口与外界相通，以及肿瘤本身形成溃疡、糜烂、坏死，肿瘤扩大、转移、压迫等引起空腔脏器堵塞、引流不畅等均可破坏正常菌群，引发外源性和内源性感染。

感染的方式随感染的部位而异，如粒细胞减少患者，常可发生消化道细菌感染，也可发生病毒感染，常见的有肺炎、腹膜炎和败血症。当遇到化疗患者白细胞减少、发热时应考虑是感染的征象。

对皮肤、口腔、胃肠道和会阴等处，应采用预防感染的措施，减少感染机会，如漱口、口腔护理、预防性应用抗生素等，并及时进行升白细胞治疗，必要时输入新鲜血，补充血液成分。中药扶正方法具有提高细胞免疫及保护肾上腺皮质功能的作用，对化疗引起的粒细胞减少有较好的治疗作用。

化疗引起的感染特点是病情发展快，一旦发生感染易发展为败血症；又由于感染多发生在化疗后白细胞下降时，加上此时化疗副作用未完全恢复，患者耐受力差，故感染多，比一般败血症病情发展更快。此时不一定等待化验结果，即可开始治疗，宜用广谱抗生素，而且用量要足，但疗程不宜太长，不要应用磺胺类药物或氯霉素。在治疗过程中应密切注意是否发生混合感染或二重感染。

2．出血

发生于自然腔道的恶性肿瘤常伴有出血，是肿瘤侵犯血管所致，因累及的血管大小不同，会造成不同程度的影响，如累及大血管或动脉出现大出血，常常是肿瘤患者死亡的主要原因之一。由于抗肿瘤药物对血小板的影响和肝肾功能不全、营养不良对凝血因子的影响，患者可产生出血倾向，如皮肤黏膜出血、消化道出血、尿道出血等。此时查血小板往往低于正常值，部分患者可降至5万/毫米^{3}以下。肿瘤患者一旦出现出血征象，应及时停用一切可诱发出血的药物，并同时采取相应的止血措施，在应用升血小板药物的同时可输入全血、血小板及新鲜血浆。

3．肿瘤溶解综合征

对化疗敏感、增长迅速的恶性肿瘤，包括淋巴瘤、白血病和某些上皮来源的实性肿瘤，在接受大剂量化疗后，肿瘤细胞和对化疗药物敏感的正常组织细胞会大量崩解，胞质内容物迅速释放入血，造成高氮质血症，高钾、高磷、高尿酸血症和低钙血症，并常伴有血中乳酸脱氢酶升高，导致电解质和酸碱平衡紊乱。此外，使用糖皮质激素和放疗后，肿瘤自身局部缺血、缺氧，大量肿瘤细胞坏死、自溶，也会发生肿瘤溶解综合征。

随着化疗药物的发展和药物杀灭肿瘤细胞的效果增强，肿瘤溶解综合征的发生率也会增加，应引起足够的重视。在化疗期间，应大剂量水化、增加肾脏血流量，监测肾功能。

4．癌性疼痛

疼痛的发生率非常高，要尽量减少疼痛给患者带来的痛苦。具体问题参照止痛药物的使用原则及种类。

5．梗阻

肿瘤增长堵塞或压迫管腔，可致空腔器官阻塞，继发严重感染。如肠道梗阻引起肠梗阻，胆道梗阻引起梗阻性黄疸、梗阻性化脓性胆管炎，气管、支气管阻塞可引起肺不张、肺炎，输尿管阻塞可引起肾积水、肾盂肾炎、肾功能不全、肾衰竭等。

怎样计算化疗的周期及疗程？

肿瘤化疗的周期与疗程在概念上并无严谨的定义，周期一般指用药完成一个循环的时间，几个相近周期的总和称一个疗程，疗程之间的时间间隔一般较长，可达数月之久。

化疗周期的长短受肿瘤的病理学类型、细胞增殖动力学、药代动力学等多种因素的影响，也受个体差异性的制约。疗程的长短、数量，不同医院及不同医生的个人经验等也会时常发生变化，总的来讲，普遍的计算方法为：从使用化疗药物的第1天算起，至21天或28天，即3～4周称之为一个周期，在一个周期中并不是每天都使用化疗药物，而通常是前1～2周用药，后1～2周休息，这样安排可使患者得以短时休整，待骨髓功能恢复至正常水平，但有的化疗药物对骨髓的抑制时间较长，恢复较慢，所以个别方案需6周才算一个周期。通常一个疗程可包括2～3个周期，但有的肿瘤的化疗一个疗程会包括4～6个周期。

由于化疗周期的长短与肿瘤细胞增殖周期的时间有一定关系，细胞增殖时间短、生长迅速的肿瘤化疗的时间间隔相应要短一点，一个治疗周期可包含几个细胞增殖周期。这样疗效比较明显，对正常细胞的毒性也相对较小。而增殖周期与正常细胞相近的肿瘤细胞，疗效就不够理想，对正常细胞的毒性也比较大。故在安排周期时应考虑这方面的影响。

化疗期间重复或相继使用化疗药物一般都需要有一定间歇，主要是根据化疗药物和肿瘤细胞本身的特点，化疗药物对肿瘤细胞的杀伤作用和对人体正常细胞和器官功能损伤的特点而定，最大限度地发挥疗效，尽可能地减少毒性。

科学研究显示，恶性肿瘤体积增长速度的快慢与化疗药物应用的时机、间歇长短有明显影响。一般对于肿瘤细胞增长速度比正常造血细胞如白细胞、血小板以及胃肠道上皮细胞的更新速度更快的肿瘤，连续用药1～2周为1个疗程，间隔2～3周后再进行第2个疗程，如果有效，反复应用几个疗程后，常常可达到较长时期的缓解，甚至治愈。虽然会有很多不良反应，由于给了正常细胞恢复的间歇期，所以，绝大多数患者的正常组织或器官还是能够耐受，使疗效增加。对于增长速度比一般白细胞、血小板、胃肠道上皮细胞的更新速度慢的肿瘤，如胃癌、肺癌、肠癌等，以一定的间歇方式用药常可以达到提高抗肿瘤效果，降低造血系统和胃肠道毒性的作用。

化疗应做多少周期需根据病情及肿瘤的类型而定。一般对于适合做辅助化疗的肿瘤，如绝经期前乳腺癌、睾丸癌、软组织肉瘤及肺癌等，当手术已切除原发肿瘤，临床检查尚未发现远处转移时，为了杀灭体内微小转移灶，需行4～6周期化疗。

对于首选化疗的病种，如恶性淋巴瘤、小细胞肺癌等，适合的化疗周期数是当肿瘤达到完全消失后再加用2个周期，例如：经4周期化疗后肿瘤完全消失，则再加2周期，即总数为6个周期的化疗。但有时对恶性程度极高的肿瘤，或极易复发的肿瘤，可适当增加周期数，或者进入后续维持治疗。

哪些情况下需暂停化疗？

化学药物治疗肿瘤的机制主要是利用对细胞生长的抑制而达到杀死肿瘤细胞的效果，但化学药物也可能因类似的机制伤害了正常细胞，造成大多数化疗药物都具有不同程度的毒副作用，会对人体或某些组织器官带来损伤。因此，在化疗期间要密切注意观察化疗引起的毒副反应，如果出现以下情况，应考虑暂停化疗。

1. 骨髓抑制

每次化疗前患者都应检查血象，白细胞计数不足$4.0 \times 10^9/$升，血小板计数低于$80 \times 10^9/$升或伴有皮肤出血点和其他出血倾向，如牙龈出血、鼻出血、穿刺点不易止血等，则应暂停化疗。使用一些升高血象的药物或采取相应的其他措施，待血象恢复正常水平后再进行化疗。有时，患者的血象会不明原因地突然从一个较高水平降下来，虽未低于上述水平，此时也应及时停药观察，以免骨髓抑制的发生。

2. 严重的消化道反应

使用化疗药物后，部分患者的消化道反应相当突出。不少化疗药物用药后有恶心、呕吐的发生，这也是化疗的早期毒性反应之一。如氮芥、阿霉素、顺铂、环磷酰胺和5-FU等，用药后可有严重恶心、呕吐，通常医师都会采取适当的防范措施，以减轻这类反应。

个别患者如严重到难以忍受的程度或呕吐频繁，进食后即吐，甚至呕吐胆汁，严重影响进食，并由此导致钾、钠、氯等电解质紊乱时，应考虑停药。如出现严重的口腔溃疡，使进食吞咽都有困难；或有腹痛、腹泻，倘若腹痛严重，或腹泻每日5次以上，甚至出现血性腹泻、脱水、电解质失调，都应停药，采取相应的治疗措施。

3. 发热

对于肿瘤所引起的发热，化疗是治疗手段，用药恰当往往可使肿瘤消退，控制发热。但在准备化疗时，患者如有发热，体温超过38℃以上，并且不是由肿瘤引起的，则应推迟化疗。

在化疗期间，体温超过38.5℃，也应暂停化疗或提前结束该疗程，原因是很多化疗药物不会直接引起发热，但某些化疗药物过敏可引起发热。如博来霉素引起的过敏，患者可出现寒战、高热，甚至休克。第一次注射前需先用小剂量做试验性注射，并严密观察体温、血压，如发热应及时使用退热剂，避免严重后果。某些蛋白质制剂如门冬酰胺酶也易引起过敏反应，出现发热，使用前也需做皮试，并严密观察患者的生命体征。阿霉素引起的发热常常是一过性的，体温升高不超过38℃，数小时后体温又恢复正常。另外，化疗药在制剂中如混有杂质，致热源进入血液循环后也会引起发热。因此化疗后高热不是正常现象，需高度重视，及时处理。

4．重要脏器的毒性反应

化疗药物的毒性对心、肺、肝、肾等脏器均有一定的损伤，常出现的有充血性心衰、心律失常、心包炎或心肌梗死等，患者感到心慌、心悸、气促、心率快；肺纤维变患者感到呼吸困难、咳嗽、发热；中毒性肝炎，即化疗药物损伤肝细胞后导致转氨酶升高、黄疸、低蛋白血症；急性肾衰、膀胱炎患者出现尿少、水肿、蛋白尿、血尿素氮或肌酐升高等。针对以上情况，必须先停止化疗，再采用其他对症支持治疗措施，否则会导致生命危险。

5．消化道出血、穿孔

消化道出血、穿孔非常危险，会影响患者的生命，必须立即停药，进行急救。

使用化疗药物也会出现其他过敏反应，但不多见。如患者出现过敏性斑丘疹之类的皮肤改变应及时与医师取得联系，个别较严重病例需及时停药。但多数患者在停药数日后症状可消失，并不影响疗程的完成。

止痛药物的使用原则及种类

各个临床阶段的肿瘤患者都可能出现疼痛，癌痛会给肿瘤患者带来极大痛苦，在疼痛发生的同时还常伴有躯体症状，如疲乏、失眠、消化系统及神经系统症状等，直接影响患者的生活质量；癌痛对患者情绪及心理的影响也很复杂,增加了焦虑、抑郁和自杀的危险。因此,有效地缓解癌痛不仅会减轻患者的身心痛苦,还会改善睡眠,提高生活质量,有助于抗肿瘤治疗的顺利完成。

止痛药物是目前解除疼痛的重要措施之一,是指那些具有缓解疼痛作用的药物。这种止痛作用只是暂时的,因为它们不能祛除引起疼痛的原因,但又不能否认,止痛药物在癌性疼痛的止痛方面的确发挥了重要的作用。临床常用的治疗癌性疼痛的止痛药物有两类:一类是非麻醉止痛药,在一般药店可直接买到;另一类是麻醉止痛药,需要医师的特殊处方才可得到。

1. 非麻醉止痛药

主要包括阿司匹林、对乙酰氨基酚、塞来昔布、布洛芬等药物。多数情况,非麻醉止痛药如果使用及时,对缓解肿瘤患者的疼痛有足够疗效。尤其是在缓解轻度至中度疼痛时,效果较好。对大多数患者来说,常规剂量的非麻醉止痛药与麻醉止痛药如可待因的止痛效果相比,无明显差别。所以现在提倡,如果患者使用非麻醉止痛药便可获得止痛效果的,就不要使用麻醉止痛药。

非麻醉止痛药还有复合制剂,目的是缓解药物的某些不良反应和增强止痛效果。复合止痛药除了含有阿司匹林、对乙酰氨基酚或对异丁苯基丙酸三种药物外,还根据需要加入一些添加剂。如加入碳酸镁、氢氧化铝可中和胃酸,减轻胃部不适感;加入咖啡因兴奋剂,有减轻疼痛的作用;加入抗组胺类药物,如苯海拉明、氯苯那敏等,有镇静、催眠作用。这一类药物宜在晚上服用,否则容易引起困倦、乏力、无精打采。

2. 麻醉止痛药

这类药物在过去都是从植物罂粟(鸦片)中提取的,所以也称作鸦片制剂。现在许多麻醉止痛药都可以人工合成。麻醉止痛药有可待因、二氢吗啡、美沙酮、吗啡、氧可酮及氧吗啡酮等。

麻醉止痛药主要用于中度和重度疼痛,止痛效果非常明显。常与非麻醉止痛药一起应用,不仅能有效控制不同程度的疼痛,而且有助于减少麻醉止痛药的用量。

麻醉止痛药的最大问题就是出现成瘾及耐药性。一般来说,在医师指导下,肿瘤患者在使用麻醉止痛药后发生成瘾的机会极少。当大多数患者使用其他方法能控制疼痛时,都能较顺利地停止麻醉止痛药的使用。

3．其他类药物

这类药物可单独或与麻醉止痛药一起用于治疗肿瘤患者的疼痛。其中有些具有止痛作用，有些则可增强麻醉药的止痛效果，减少止痛药的剂量，还有些可减轻麻醉药物的不良反应。

① 抗抑郁药：如丙咪嗪、阿米替林、多塞平、美舒郁、百忧解等，有镇痛、镇静、改善心情的作用，常用于手术、放疗、化疗引起的疼痛。

② 中枢兴奋药；如右旋苯异丙胺等，除增加麻醉药物的止痛效果外，并具有对抗困倦的作用。

③ 抗组胺药：如苯海拉明、羟嗪等，有缓解疼痛、镇吐及安眠作用。

④ 抗惊厥药：如酰胺咪嗪、卡马西平、苯妥英钠等，可治疗撕裂性及烧灼样痛和放化疗后疼痛，缓解由于刺激神经所引起的疼痛。

⑤ 类固醇激素：如泼尼松、地塞米松等，可以减轻周围神经水肿和压迫引起的疼痛，对缓解急、慢性疼痛均有帮助。

该类药物除皮质类固醇类药物外均起效缓慢，一般约2周生效，所以一旦用药，不应轻易停药。

由于疼痛对肿瘤患者造成的巨大痛苦及患者在止痛药物使用方面的误区，世界卫生组织（WHO）邀请28位医学、药学及护理专家讨论制定出"三阶梯止痛"方案，在全球广泛推广，实践证明是安全、有效的，并且简单易行，已成为全球癌痛治疗的规范，但至今仍未使全部肿瘤患者受益。因此，正确贯彻三阶梯止痛治疗是广大医务工作者的当务之急。三阶梯疗法的目的是逐渐升级，合理应用镇痛剂来缓解疼痛，其基本原则如下。

① 按阶梯用药：指止痛药物的选择应根据疼痛的程度由轻到重，按顺序选择不同强度的止痛药物，即由弱到强或由一般到三级。

② 按时用药：规律地按时间间隔使用止痛药物可以保持疼痛连续缓解，而不能一有疼痛便马上用药。有些患者会出现突然的剧烈疼痛，可在原用药方案基础上，加一次规定单位用药剂量50% ~ 100%的止痛药物。

③ 联合用药：在癌痛治疗中，常采用联合用药的方法，加用一些辅助药以减少主药的用量和副作用。即上述提到的其他类药物，可以用于三阶梯止痛治疗的任何一阶段。

④ 口服给药：应尽可能的口服给药，这样患者就可以独立用药，而不必依赖于医疗机构及医护人员，而且在使用强阿片类药物（如吗啡及其糖浆），

可以明显减少患者用药后所产生的精神依赖性和身体依赖性。口服给药简便、无创、便于患者长期用药，对大多数疼痛患者都适用。如果患者存在吞咽困难、控制不住的呕吐或胃肠道梗阻时，可以使用直肠栓剂。患者也可携带输注泵，连续皮下输注止痛药物。

⑤ 个体化给药：止痛药物的使用剂量应坚持从小到大的原则，逐步增加至患者感到舒适为止。个体间对止痛药物的敏感性存在很大差异，能使疼痛明显减轻甚至消失，即为最佳剂量。故用药剂量要根据患者个体情况确定，以无痛为目的，不应对用药剂量限制过严而导致用药不足，否则难以达到满意的止痛效果。

⑥ 注意具体细节：为了获得最佳的疗效尽可能减少副作用的发生，应密切观察患者用药后疼痛的缓解程度和身体的感受，及时处理各类药物的副作用，及时调整药物剂量。具体方法为：按患者疼痛的轻、中、重的不同程度，给予不同阶梯的药物。

第一阶梯为非阿片类药物、解热镇痛药和抗炎类药（布洛芬、阿司匹林），主要适用于轻度疼痛。应注意此类药物有"天花板效应"，即"封顶效应"，指药物增加到一定剂量后疼痛不能控制时再加量也不能提高疗效，且容易出现肝毒性，不宜再换用其他一阶梯药物，直接用阿片类药物止痛。

常用药物包括对乙酰氨基酚、阿司匹林、双氯芬酸盐、加合百服宁、布洛芬、芬必得（布洛芬缓释胶囊）、吲哚美辛、意施丁（吲哚美辛控释片）、塞来昔布等。

第二阶梯给予弱阿片类药物，主要适用于中度疼痛。弱阿片类药物也存在"天花板效应"，用药时需注意。

常用药物有氨酚待因、可待因、布桂嗪、曲马朵、奇曼丁（曲马朵缓释片）、双克因（可待因控释片）等。

第三阶梯给予强阿片类药物，主要适用于重度疼痛。强阿片类药物无"天花板效应"，但可产生耐受，需适当增加剂量以克服耐受现象。准确足量地使用该类止痛药物可以使90%左右的癌痛达到满意缓解。

常用药物有吗啡片、美菲康（吗啡缓释片）、美施康定（硫酸吗啡缓释片）、芬太尼贴、奥施康定（盐酸羟考酮缓释片）等。

但是，杜冷丁这一以往常用的止痛药，未被推荐用于控制慢性疼痛。首先，杜冷丁需采用肌注方式给药，其给药方式不符合三阶梯治疗的口服原则，肌内给药吸收不规则，用药不方便，注射时也会产生疼痛；其次，杜冷丁的止痛作用仅为吗啡的1/10～1/8，作用时间短，仅可维持2.5～3.5小时；再次，杜冷丁代谢产物"去甲哌替啶"止痛作用很弱，但毒性却增加1倍，其在体内半衰期长，经3～18小时才从体内清除1/2，其毒性反应为中枢神经系统的激惹毒性，可致呼吸抑制、神经异常、震颤、神志不清、惊厥等。肿瘤患者在大剂量用此药后必然会造成积累，出现中毒。因此，杜冷丁只可用于短时的急性疼痛止痛。长期使用二氢埃托啡还可导致明显的精神依赖及躯体依赖，不能用于癌痛的常规治疗。

此外，还要注意药物之间的相互作用以及药物止痛与其他方法相结合的综合治疗等问题。

如果不是剧烈疼痛，应选用非阿片类止痛药，属于三级阶梯的第一阶梯；如果达不到止痛效果或疼痛继续加剧，则升高到第二级，或者改为小剂量的第三级药物；若仍不能有效缓解疼痛或疼痛继续加剧，则应进入第三级。当使用一种止痛药物疼痛不能缓解的时候，必须换用止痛作用较强的药物，而不能换用其他与之效果相似的药物。对于有特殊适应证的患者如有精神症状或心理障碍，应加辅助药物。

如何判定抗肿瘤药的治疗效果？

1. 有效抗肿瘤药的标准

（1）安全可靠　临床调查数据显示，许多患者不是死于肿瘤而是治疗过度，因此，安全性原则被列为肿瘤选药第一原则。

（2）时效性强　肿瘤的发展速度非常快，所以对药物的时效性要求很高，部分药物杀灭肿瘤细胞作用很强但均因为作用缓慢不能有效控制病情而排除在外。

（3）循证医学证实的临床疗效　有无循证医学的临床验证是抗肿瘤药是否规范的分水岭。抗肿瘤新药非常多，但有些缺乏充分的临床证据，效果不确切，有些只是对个别病例有效，缺乏群体性的治疗效果研究，故不能广泛使用。

（4）抗肿瘤机制先进、清晰　抗肿瘤新药的基础试验必须满足"先进的方法、可靠的模型、稳定的指标"三个条件。有些抗肿瘤药物编造抗肿瘤机制或机制模糊不清，一带而过，严重扰乱了肿瘤的规范治疗。

（5）必须有国家药监机构的审查批准　在我国，抗肿瘤药物必须是经国家药品食品监督管理局批准的"国药准字"，否则不能作为肿瘤治疗药物使用。

（6）药物生产必须有GMP认证　国家食品药品监督管理局进行的GMP认证是药品质量管理的国家最高标准，抗肿瘤药是性命攸关的产品，生产必须符合GMP认证才能进行规范用药。

2. 评定化疗效果

评定化疗效果对医患双方都很重要，是调整治疗方案的依据和对患者生活质量影响的重要指标，必须客观评价。现阶段临床针对实体瘤和血液肿瘤有不同的判断标准。

（1）实体瘤化疗后评定疗效的标准　实体瘤晚期患者都有不同的复发或转移病灶作为观察指标，化疗以后通过临床检测对化疗的效果作出客观评价。效果分为5级：完全缓解（CR，所有可见病变完全消失维持4周以上，临床已查不到肿瘤）；部分缓解（PR，肿瘤缩小>50%，维持4周）；微效（MR，肿瘤缩小>25%但不到50%）；稳定（SD，肿瘤缩小或增大<25%）；进展（PD，一个或多个病变增大25%以上或出现新病变）。有效率为达到CR和PR的人数占所治疗人数的百分数。完全缓解虽查不到肿瘤，但体内仍可残存10^9个以下的肿瘤细胞。在停止治疗后，肿瘤细胞能被机体免疫力彻底消灭将可以治愈；若机体免疫力与肿瘤之间保持平衡，互相制约，可能会出现一段时间的带瘤生存或"无瘤生存"状态，但是在有利于肿瘤细胞生长的条件下，肿瘤细胞又会继续增殖，经一段时间，肿瘤细胞超过10^9个后，达到临床复发，就需要重新治疗。实体瘤化疗后能达到CR或PR，是病变有效控制的指标，但还有很多患者，化疗后病变大小虽然无明显变化，但肿瘤相关的症状，如疼痛、发热等明显减轻或消失，患者全身状况好转，生活质量提高，也是肿瘤控制的表现。对晚期肿瘤患者，目前更强调改善患者的生活质量，只要没有重要脏器的致命损害，有些患者可以带瘤存活多年。

（2）血液肿瘤化疗后评定疗效的标准

① 急性白血病疗效评定标准：完全缓解（CR）为临床无白血病浸润所致

症状和体征，生活正常或接近正常。血象：血红蛋白≥100克/升，中性粒细胞绝对值≥1.5×10^9/升，血小板≥100×10^9/升，细胞分类中无白血病细胞。骨髓增生正常，各系白血病细胞≤5%，红细胞及巨核细胞系正常。部分缓解（PR），为骨髓中某系白血病细胞＞5%，但≤20%，或临床、血象两项中有一项未达CR标准者。无效（NR），未达PR标准者。

② 慢性粒细胞性白血病疗效评定标准：CR为临床无贫血、出血、感染及白血病细胞浸润表现，血象：血红蛋白＞100克/升，白细胞＜1.0×10^9/升，分类中无幼稚细胞，血小板（100～400）×10^9/升，骨髓正常。PR为临床、血象及骨髓三项中有1～2项未达CR标准。NR为临床、血象及骨髓三项均未达CR标准及无效者。

③ 慢性淋巴细胞性白血病疗效评定标准：CR为血淋巴细胞绝对数＜3×10^9/升，中性粒细胞绝对数高于3×10^9/升，男性血红蛋白＞120克/升，女性＞110克/升，血小板＞75×10^9/升，无肝脾和淋巴结肿大，无肿块，无慢性淋巴细胞性白血病症状。骨髓涂片中淋巴细胞＜30%。PR，各病变无进展，血液淋巴细胞绝对数减少75%；贫血改善（血红蛋白增加1.5克/升以上），肝、脾、淋巴结和肿块都缩小50%以上，症状部分消失，能胜任一般工作。NR，未达PR标准者。

如何减轻抗肿瘤药的不良反应？

抗肿瘤药物能够杀灭或抑制肿瘤细胞，但这些药物没有选择性，对人体正常组织和器官的各种细胞也有较明显的损害。

（1）骨髓抑制　抗肿瘤药物大多对骨髓有抑制作用，主要是引起白细胞和血小板减少，红细胞半衰期较长，因此主要为干细胞数减少，不易从外周红细胞计数中反映出来。大剂量使用抗肿瘤药物时，可引起全血细胞减少，因此服用这类药物时应严格控制剂量，每周至少检查一次白细胞与血小板。若出现较明显中毒反应时，应及时找医生调整剂量或更换其他适宜药物。间歇地给予化疗，因有较长的休息期，干细胞受到打击后有足够的恢复时间，骨髓抑制较持续化疗轻。骨髓造血细胞处于不同时期，在增殖期的也只是一部分，所以大部分抗肿瘤药物造成的骨髓抑制作用并不严重，一般在停药后均可恢复。但少数药物如烷化剂、亚硝脲类药物对各期造血细胞均有影响，容易导致严重而不易恢复的骨髓抑制。

以往当出现骨髓抑制时采用输全血及激素类药物治疗，但效果不理想。现在可通过成分输血及给予粒细胞集落刺激因子（G-CSF）或粒细胞巨噬细胞集落刺激因子（GM-CSF）或骨髓移植、外周血干细胞移植来很好地解决这个问题。

（2）胃肠道反应　大多数抗肿瘤药物都能引起不同程度的胃肠道反应，出现食欲减退、恶心、呕吐、口腔黏膜炎、腹泻、便秘等症状，可对症治疗，严重时应找医生处理。

恶心、呕吐反应以顺铂等最明显，给予止吐药物及激素可减轻或防止呕吐。5-FU及其衍生物可引起腹泻，出现严重腹泻时，应立即停药，并给予洛哌丁胺等止泻剂治疗。长春碱类药可引起便秘、麻痹性肠梗阻，停药可自行缓解，给予缓泻剂和润肠药可有帮助。甲氨蝶呤、氟尿嘧啶和阿霉素可出现口腔黏膜炎或溃疡，应加强口腔卫生，溃疡处给予口腔溃疡散等治疗。

（3）脱发　抗肿瘤药物损伤毛囊，导致毛囊内增殖较快的细胞死亡，引起不同程度上的脱发，以蒽环类、环磷酰胺、鬼臼碱衍生物较明显，特别是联合应用时，一般只脱头发，有时其他毛发也可受影响。一般在用药后3~4周出现，停药后2~3周头发可再生。在注药时给患者头戴冰帽可减轻脱发。

（4）肝功能损害　部分抗肿瘤药可损害肝功能，长期大剂量应用可致肝坏死，故发现肝功能异常时应及时停药，原有肝病患者应慎用抗肿瘤药。予以保肝的中、西药物可以减轻化疗药对肝脏的损害。

（5）神经系统损害　抗肿瘤药物可造成周围神经和中枢神经损伤，而以周围神经损伤较常见，代表药物为长春碱类卡培他滨，表现为指（趾）端麻木、头晕、嗜睡、幻视、腱反射消失、感觉异常、便秘、麻痹性肠梗阻等，停药后可自行恢复。予维生素B_1、维生素B_{12}等保护神经的药物可能有所帮助。

（6）其他　静脉给药时，给药部位的血管可变硬，呈条索状，严重时可发生血栓性静脉炎。如果药物漏出血管外，可引起局部组织肿胀、疼痛、坏死，发生溃疡后经久不愈，给药时需小心注意，或建议患者行静脉置管，一旦漏出，局部可注射生理盐水稀释药液，用冰袋冷敷，亦可用普鲁卡因进行局部封闭、中药外敷等治疗。严重而产生溃疡者，按皮肤溃疡处理。

参考文献

［1］石汉平.肿瘤营养（癌症知多少）.北京：中国大百科出版社，2015.

［2］于康，石汉平.肿瘤患者必备营养手册.北京：人民卫生出版社，2014.

［3］刘新春，等.实用抗肿瘤药物治疗学.北京：人民卫生出版社，2002.

［4］何月光.新编实用药物学.北京：北京科学技术出版社，2005.

［5］汤钊猷.现代肿瘤学.第2版.上海：复旦大学出版社，2000.

［6］李佩文.中西医临床肿瘤学.北京：中国中医药出版社，1996.

［7］李佩文.放化疗调养与护理.北京：中国中医药出版社，2004.

［8］贾立群，等.肿瘤放化疗不良反应.北京：科学技术文献出版社，2004.

［9］乔占兵，等.肿瘤病良方1500首.北京：中国中医药出版社，1999.

［10］常敏毅.实用抗癌草药.北京：中国医药科技出版社，1998.